JN086867

新型
コロナ
超入門

次波を乗り切る正しい知識

水谷哲也 著

東京化学同人

ま え が き

　本書を手にとっていただきありがとうございます。前著『新型コロナウイルス―脅威を制する正しい知識』を出版してから，わずか３カ月で本書を書くことになりました。この間，日本は緊急事態宣言による自粛生活もあり，新型コロナウイルス感染者が激減しました。しかし，宣言解除後まもなく感染者数は増加してしまいました。そして，私たちは再び新型コロナウイルスに悩まされる生活を強いられることになりました。

　いま，私たちが新型コロナウイルスを理解するうえで重要なことは何か，本書ではいくつかのトピックスを中心に解説しました。ウィズコロナの生活（コロナの撲滅には時間を要するので，当面コロナの感染を最小限にするような自粛生活）を続けていると，この行動は本当に正しいことなのかとふと疑問に思うことがあります。新型コロナウイルスはいつ発生したのか，感染源はどんな野生動物かも気になります。無症状感染者と重症者を分けるものは何かを知りたいとも思います。もし自分が感染してしまったらペットに感染させてしまうおそれがあるのか心配になります。本書ではこのような疑問にできるだけお答えしようと執筆を始めました。

　皆さんに新型コロナウイルスのことをお伝えしようと筆を進めるうえで，「検査」のことを正しく知ってもらう必要があると感じました。たとえば，PCR検査は信用できるけれど，抗体検査は信用できないという風潮が日本中に蔓延しました。これは本当のことなのでしょうか。これらの方法を自分で実施できないまで

も，正しく理解することで別の考え方に変わる可能性があります。検査の現場を知ってもらうことで，正しく議論できるのです。前著でも PCR 検査について解説しましたが，難しいという感想をいただきました。しかし，本当に重要なことなので，本書でも再び PCR 検査と抗体検査はかなり詳しく書くことにしました。

　新型コロナウイルスがどのように細胞に感染し，どのように自分のコピーをつくるのか実感がわかない人が多いと思います。感染細胞の中で起こっていることを知ることができれば，新型コロナウイルスを正しく知ることができます。本書では，読者の皆さんが研究者になったり，新型コロナウイルスになったり，と趣向を変えて執筆しました。

　本書では，新型コロナウイルス感染症流行の波を乗り切るために重要なことは何かを解説しました。しかし，新型コロナウイルス感染症だけを乗り切ることに注意を注ぐばかりでなく，次にどのような感染症がやってきても被害を最小限にするために何をすべきか，皆さんと一緒に考えていきたいと思います。

　新型コロナウイルスという重い題材に対して少しでも気を楽にしてもらいたいという想いで，いくつかのイラストを描きました。新型コロナウイルス感染症が 1 日も早く終息して，皆さんが楽しく健康に暮らせますように。

目　　次

⚙ コラム

イラスト：水 谷 哲 也

第 1 章

私たちの生活と 新型コロナウイルス

● 次のウイルス感染症に備える

新型コロナウイルスは世界中の尊い命を奪ってしまいました。同時に私たちは新型コロナウイルス感染症の怖さを認識しました。さらに，ウイルスというものを身近に感じることになりました。図1・1のようにコロナウイルスの出現サイクル（**コロナサイクル**）は短くなってきているようです。もう一度近いうちに新しいコロナウイルスがやってくる可能性は高いといえます。も

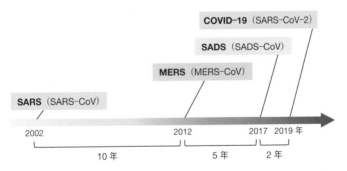

図 1・1　早まるコロナサイクル　　2002 年に SARS（重症急性呼吸器症候群）がアウトブレイクした 10 年のち，2012 年に MERS（中東呼吸器症候群）が発生しました。その 5 年後，2017 年に SADS（豚急性下痢症候群）が発生し，2 年後の 2019 年に COVID-19（新型コロナウイルス感染症）がアウトブレイクしました。このようにコロナウイルスの出現サイクルは短縮されています。

し，コロナウイルスがやってこなくても別の新しいウイルスが
やってくるでしょう。今が，コロナウイルスを通してウイルス感
染症を学ぶチャンスです。学べば，次の新興ウイルス感染症に備
えることができるのです。

　この章では新型コロナウイルスに関するさまざまな謎や疑問を
呈します。皆さんもご一緒に考えてみてください。本書では短期
的だけでなく長期的にも次波を乗り切るために，次の五つのこと
が重要と考えています。

1. コウモリの中の変異を正確に把握して，次に出現するコロ
   ナウイルスを予測する（第2章）
2. 感染者全員が無症状になるファクターを探す（第3章）
3. 猫から野生動物への感染を阻止することが，終息のため
   に必要である（第4章）
4. インフルエンザ感染者数も激減させ，感染症のない世界
   を目指す（第9章）
5. 自然免疫を格段に高める万能ワクチンを開発する（第9
   章）

　これらの提案をもとに各章を書き進めていきます。このなかに
はすでに私がテレビ，新聞，雑誌，ツイッターなどで言っている
こともあるかもしれません。また，どなたか専門家の言われたこ
とを拡張して表現していることもあるかもしれません。重要なの
は**誰が言ったかではなく，どのように次の波を乗り切るか**です。
これらの提案のなかには今後私が研究テーマにしたいことも含ま
れています。それを読者の皆様と共有したいと思います。

● 季節感のないウイルス

　新型コロナウイルスの出現は，呼吸器疾患を起こすウイルスが冬に流行するという認識をくつがえすことになりました。これまでの感染症には季節感がありました。冬にはインフルエンザによる風邪が流行して学級閉鎖になり，ノロウイルスによる下痢が発生するとニュースになります。夏の前には梅雨があり，サルモネラやカンピロバクターなどの細菌による食中毒に気をつけなければなりません。「夏風邪」という言葉があるようにエンテロウイルスやアデノウイルスが暑い夏にも風邪を起こします。2020 年 1 月頃には新型コロナウイルスは春になると収まるのではないか，と考えられていました。私もそのように考えていました。風邪のコロナウイルスは呼吸器疾患を起こすので冬に限定して流行すると考えるのは当然だったと思います。ところが，新型コロナウイルスは季節を軽々と越えて世界中に感染拡大してしまいました。それでは，このような夏にも流行するウイルスの呼吸器感染症はこれまでになかったのでしょうか。答えは否です。2009 年に短期間で世界中に感染拡大した**新型インフルエンザ**を思い出してください。新型インフルエンザは，2009 年 4 月 12 日にメキシコで発生した原因不明の集団呼吸器感染症として世界保健機関（WHO）に報告されました。日本には同年 5 月 9 日に成田空港の検疫で最初の感染者が見つかりました。このように 2009 年の新型インフルエンザは冬の風邪ではありませんでした。

● いつ発生したのかが重要

　世界的に蔓延するウイルスが出現すると，陰謀論もささやかれるようになります。新型コロナウイルスは兵器として開発された

モヤモヤ立ち込めるクラスター？

　クラスターの一番近い日本語訳は，**集団感染**かもしれません。呼吸器感染症や水系感染症（病原微生物に汚染された水を直接摂取することによる感染症）では1人から同時に複数の人に感染させてしまうので，クラスターが発生してしまいます。ここで注意したいことは，たとえば「映画館でクラスターが発生した」というと，その映画館にはモヤモヤとした黒い霧のようなものが立ち込めていて，霧の中にはウイルスが感染するチャンスをうかがっているような想像をしてしまうことです。新型コロナウイルスはどんなに長くても3日くらいしか感染力をもっていません。一方，潜伏期間は平均5日間とされています。その映画館を利用した人が検査を受けて陽性が判明した時点で，その場所にはウイルスはいません。クラスター対策によって，どのような場所や人の集まり方がクラスターになりやすいかが示されました。私たちはその情報をもとに行動することで，感染の拡大を防ぐことに成功したと考えられます。しかし，クラスターの発生は場所や職種を指定してしまいます。これが報道されることで差別や風評被害といった問題も起こってしまいました。新型コロナウイルスを制するには医学，感染症学，ウイルス学だけでは不十分なことを思い知らされました。正しく終息させるためには社会学や経済学，哲学・法学の知識や実践が必要です。

のではないのか，武漢の研究所からウイルスが漏れたのではないのか，などです。これらに対する真偽はここでは論じません。WHOの調査結果を待ちましょう。今は世界的な感染拡大をどのように収束させ，終息にもっていくかが重要です。私は新型コロナウイルスの自然宿主（感染源）は**コウモリ**であると考えてい

ます。2019年12月8日に武漢市で謎の肺炎患者が発生したといわれています。しかし，冷静に考えると，この患者には潜伏期があるので，1週間くらい前に感染していたはずです。また，新型コロナウイルスでは軽症の感染者が多いことから，何人かの軽症感染者を経て12月8日に肺炎患者が見つかったのかもしれません。そうすると，本当の最初の感染者はもっと前に現れていた可能性があります。さらに，2019年よりも前に新型コロナウイルスがコウモリから人に感染していたが，運よく抑え込みに成功していた可能性もあります。新型コロナウイルスがいつから出現していたのかを探ることは非常に重要なことです。もしかしたら，すでに次の新型コロナウイルスは出現していて，人への感染のチャンスをうかがっているのかもしれません。

● **毎日コロナのことを考えている**

　新型コロナウイルスはいろいろな面でウイルスというものを身近に感じさせてくれました。「新型コロナウイルス」のことを聞いたり目にしたりしない日はありません。コロナウイルスの形も

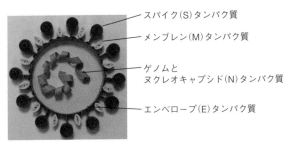

　図1・2　**新型コロナウイルスの構造**（ペーパークイリングによる模型）

覚えました（図1・2）。飛沫感染や空気感染という言葉も日常の会話で使うようになりました。インフルエンザウイルスはおもに飛沫感染をするのですが，空気感染もするといわれています。ウイルスの側から考えると，ウイルス粒子を取巻く水分量が少なくても感染できるのが空気感染できるウイルスです。水分量が少ないと体積が小さくなるので，飛距離も長くなります。新型コロナウイルスの出現により，隣の人が感染している可能性を常に考えるという習慣が身についてしまった方も多いと思います。電車の中で咳を一つすると，周りの冷たい目を浴びてしまう時期もありました。さらに，自分が無症状か発症前の感染者かもしれないという考えから，他人に感染させないためにはマスクをすることも当たり前になりました。このように新型コロナウイルスに感染していなくても，新型コロナウイルスに気を遣う日々がくるとは想像していませんでした。

● 抗体調査を信じていいの？

　緊急事態宣言解除後（2020年6月）に厚生労働省の発表した東京の抗体保有率は0.1%でした。東京の人口を約1400万人で計算してみると，一度でも新型コロナウイルスに感染して抗体を獲得した東京の人は14,000人になります。その時点の東京の感染者数は約6000人でした。とすると，約2倍強の人が感染していたことになります。多くの人が意外に低い抗体保有率だと感じていたことでしょう。このことは，緊急事態宣言が成功したことを意味しているのでしょうか。それとも，日本にはファクターX（第3章）が働いたのでしょうか。しかし，素直に喜べないような風潮もあります。抗体調査の方法には絶えず不信感がつきま

とっているからです。その反動か，PCRへの信頼は厚いものがあります。しかし，本当にこの議論をするならば，抗体検査やPCRの原理を知らなければなりません（第8章）。さもなければ，科学的な検査を感覚だけで判断していることになるからです。

● マスクは必要なのか

　新型コロナウイルスの感染拡大を防止するためにソーシャルディスタンスは重要です。マスクを着けているときもソーシャルディスタンスが必要なのか，必要ないのか，わからないまま中途半端な距離感になっていませんか。マスクは着用している意味が

やはりマスクは重要

　マスクをしていれば新型コロナウイルスの感染は防げるのか？気になるところです。第3章でも書きましたが，私は防ぐことができると考えています。何事にも完璧はないのですが。ところで，ある調査会社が米国の各州で，新型コロナウイルスの感染が拡大する頃の3月下旬から1カ月間，マスクを着用しているかの聞き取り調査をしています。着用していると答えた人の比率が高いハワイ州（58%），ニュージャージー州（56%），ニューヨーク州（53%）では新規感染者数が減少していました。一方，マスク着用率が低いサウスダコタ州（32%），ミネソタ州（33%），アラバマ州（38%），アーカンソー州（39%）では感染者が増加していました。また，別の調査によると，欧米に比べてアジア各国のマスク着用率は格段に高いことがわかりました。アンケート調査なので科学的ではない一面もありますが，マスクは感染を阻止するための重要なファクターであることに違いありません。

ないという専門家もいれば，マスクは絶対に必要だという専門家もいて，混乱をまねきました。夏にマスクをすることはこれまで考えられませんでした。しかも，ほとんどの人が暑い日にマスクをする光景は，新型コロナウイルス感染症が終息したのちに，これを象徴するひとこまになることでしょう。マスクをしなくても感染が広まらない方法があれば，私たちは息苦しい生活から解放されるのにと何度も考えました。その一方で，マスクを着けることに違和感がなくなってきた方も少なからずいるかもしれません。

● トレイのお金

　終息後に振り返りたいことの一つに，スーパーマーケットのレジ周りの変化をあげたいと思います。まず，店員と客との間にはビニールシートが張られました。コンビニなど多くの店でも見られます。店員と客の間でウイルスが伝播しないように適切な処置だと思います。その一方で，私たちは買い物のときにそれほど店員と会話していたのかという疑問は残ります。私たちがレジに並ぶときには1m間隔に引いてある線の上に並びます。私は買い物のときに前後の人と会話したという記憶がありません。会話しても，マスクをしていれば1m間隔は必要でしょうか。お金の受け渡しはトレイを介して行われます。客の手にウイルスが付着していたときに，お金を介して感染するのと，手渡しで感染するのと，リスクの差はあるのでしょうか。多くの客とお金の受け渡しをする店員のリスクを減らすためなのはわかります。そうならば，電車の手すり，バスで降りるときに押すボタン，エレベーターのボタン，などなど客の側にリスクのあるものはどうすればよいのでしょうか。

● 人もペットも助ける

　新型コロナウイルスはペットの犬や猫に感染することもわかってきました。犬や猫が感染したことがわかると無情にも捨ててしまう飼い主がいることも事実です。しかし，冷静に考えてみて下さい。飼い主が新型コロナウイルスに感染しているから，ペットに感染させてしまうのです。だから，ペットが感染しても捨ててはいけないのです。捨てるのはほんの一部の飼い主だけのことかもしれません。しかし，新型コロナウイルスがもたらすペットへの影響はもう一つの深刻な事態を生み出しました。たとえば高齢のご夫婦が犬を飼っていたとしましょう。そのご夫婦が新型コロナウイルスに感染し入院しなければならなくなったときに，誰が犬を引取って育てるのかという問題があります。その犬も新型コロナウイルスに感染していた場合を想定します。ほとんどの動物病院には人獣共通感染症に対応した隔離入院施設がありません。一つの解決策としてペットの保険会社が預かる制度をつくってくれました。新型コロナウイルスと次の新興ウイルス感染症に備えて，人もペットも助けるための対策は急務です。

● エビデンスはあるのか

　新型コロナウイルスの情報は私たちが望まなくても毎日入ってきます。ウイルスのレセプターとか，変異率とか，そんな用語も覚えてしまいました。PCRの感度は70%だから云々，抗体検査のキットは信用ならない，などと議論できるようにもなりました。専門家が発信するツイッターに「エビデンスはあるのか」と書き込みもできるようになりました。エビデンスは科学的証拠のことです。専門家が本気で科学的証拠を話し始めたら，理解でき

るだけの知識武装をする必要があります。そもそも私たちは本当に新型コロナウイルスのことをわかって話しているのでしょうか。変異したらウイルスがどうなるのか，どこが変異したらそうなるのか，と聞かれたら答えられません。抗体検査キットのどこが悪いから信用できないのか，説明できるのでしょうか。流れてくる情報は，あたかも自分で考えたかのように頭の中にインプットされます。そして，インプットされたものをそのまま話しているにすぎないのかもしれません。しかし，この本を手に取ってくださった皆さんは違うと思います。この本から学べることを学んでいただき，それでもわからないことは自らインターネットなどで知識を吸収していただきたいと思います。

第2章からはこのような新型コロナウイルスに関する謎や疑問を解き明かしていきます。まず，頭を柔らかくして考えたい方は，いきなり**第6章から第8章**を読んでください。中学生と高校生の読者にはこの三つの章を読んでいただき，ウイルス学の基礎を身につけてほしいと思います。そして，大学でウイルスの研究を志すきっかけになり，次の新興ウイルス感染症がアウトブレイクしたときには対策の中心人物として活躍してほしいと願っています。

新型コロナウイルスの変異を
正確に把握して次波に備える

　新型コロナウイルスが中国でいつごろ発生したか，気になりませんか？ 今のところ，最初の感染者は 2019 年 12 月 8 日とされています。しかし，もっと前からじわじわと感染が広がっていた可能性はないのでしょうか。そんな疑問にお答えします。

● 始まりは 12 月よりも前
　中国の武漢市（写真）で最初に感染者が認められたのは 2019 年 12 月 8 日とされています。しかし，このときすでに感染は広がっていたという見方もあります。冷静に考えてみると，新型コロナウイルスに本当に最初に感染した人を見つけるというのは難しいかもしれません。8 割の感染者が軽症や無症状といわれています。中国で新型コロナウイルスが発生した当初は，ほんの数人の間で感染していたとしたら，軽症や無症状だった可能性が高いといえます。これが，新型コロナウイルスがひそかに確実に感染拡大できた理由です。そうすると，新型コ

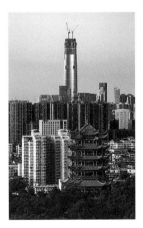

中国 武漢市（2020 年 1 月）
sleepingpanda / Shutterstock.com

江戸時代にコロナウイルスが出現したら

　新型コロナウイルスは 2019 年に突然姿を現しました。しかし，コウモリなどの中ではそれよりも前に誕生しており，人へ感染する機会をうかがっていたのかもしれません。2002 年のSARS，2012 年の MERS も人に感染するコロナウイルスです。なぜ 2000 年以降コロナウイルスは繰返し人類を襲うようになったのでしょうか。まだ謎は解けていません。もし，江戸時代に新型コロナウイルスが出現していたら，人類は対応できず途絶えてしまったのでしょうか。コロナウイルスが 1 万年前に誕生したという学説(6 章コラム, p.74)を信じるならば，現代に至るまでに人に感染する強毒なコロナウイルスもかなりの種類が存在していたはずです。しかし，歴史的にはコロナウイルス感染症の蔓延を伝えるような文書はありません。私の考えはこうです。昔は交通網が発展していなかったので局地的な流行で終息できたのかもしれません。また，現代よりも人口密度がかなり低いために三密を避けることができたのかもしれません。江戸時代の享和年間（1801～1804 年）に江戸の八百屋お七の放火事件のあとで流行った風邪「お七風邪」はインフルエンザウイルスが原因と考えられています。しかし，インフルエンザウイルスを検出しているわけではありません。その当時の新型コロナウイルスの可能性も否定できないはずです。このように歴史的に風邪とよばれた記述はコロナウイルスが原因だった可能性もあるのではないでしょうか。

ロナウイルスは中国で 12 月よりも前に発生していたかもしれませんね。

● それは夏に始まったのか

　ボストン大学とハーバード大学を中心とした研究者たちは，

2018 年 1 月から 2020 年 4 月に撮影された武漢市の衛星写真 111 枚を分析しました。すると，武漢市の病院の駐車場の車の台数が 2019 年 8 月から増え始めて 2020 年 12 月にピークになりました。また，中国のインターネット検索ツール「バイドゥ」では下痢の検索が 2019 年 8 月から増えていたらしいのです。新型コロナウイルスでは下痢症状もみられます。これらのことから，研究者たちは新型コロナウイルスの感染は 2019 年の夏から始まっていたのではないか，と推測しています。このように衛生写真や検索サイトを分析するのは，感染症の流行を突き止める新しく画期的な方法といえます。さあ，この研究結果を信じるか，信じないかは，あなた次第です。

● 信じないのもアリ

この論文を読んだときに，次々と疑問がわいてきました。この研究者たちは病院のカルテを調べたのでしょうか？ つまり 2019 年 8 月から増えた病気の診断は何だったのかが明らかにされていません。武漢市以外の駐車場は調べたのでしょうか？ 中国の他の地域でも同様に駐車台数が増えていたらどう解釈できるのでしょうか。新型コロナウイルスでは下痢は 1 割程度（諸説あります）といわれていますが，そんな割合で本当に検索数は増えるのでしょうか？ などなどです。

この論文では新型コロナウイルスそのものの研究が抜け落ちているように思えてなりません。仏像を彫っても魂を入れていないような論文です。ちなみに，この研究は正式に論文として受理される前に公表されるプレプリント論文なので，目くじらをたてるほどのことではないのですが[1]。

新型コロナ予言の書

　1981 年ディーン R. クーンツ氏が書いた，武漢から恐怖のウイルスが出現するという "The eyes of darkness（闇の眼）"（松本みどり訳，光文社，1990）という小説が緊急復刊されたことが話題になりました。また，2008 年に高齢の霊媒師シルビア・ブラウン氏が書いた予言本 "End of Days: Predictions and Prophecies About the End of the World（この世の終わり：世界の終末についての予言と天啓）"（Dutton）が新型コロナウイルスの出現を予言していたと報道されて話題になりました。2010 年に刊行された高嶋哲夫氏の『首都感染』（講談社）も現実と酷似していると，2020 年になって 8 刷以上増刷したといいます。

　世界的に蔓延する感染症の出現や大地震が起こると，これを予言していたといわれる本や映画が話題になります。この流れに乗って，私にもご紹介したい本があります。それは朱戸アオ氏の『インハンド　プロローグ II』（講談社，2019）です。天才かつ変人の寄生虫専門家 紐倉博士と助手の高家医師が，日本に侵入した強毒のコロナウイルスの感染源を突き止める物語が収録されている漫画です。専門家が読んでも「そこを突いてくるのか！」という突っ込みどころのない仕上がりです。朱戸氏の『リウーを待ちながら』（講談社，2017～2018）はカミュ著の古典的名作『ペスト』をリスペクトした漫画です。某県で突然発生したペストに立ち向かう医師と研究者の物語です。2020 年，中国内モンゴルなどで腺ペストが発生し緊張が走りました。この本にはペスト対策のすべてが描かれています。お薦めです。

● フランスはさかのぼる

　中国で新型コロナウイルスの発生が 2019 年 12 月 8 日よりも前であった可能性を調べる方法はそれほど難しくありません。過去

にさかのぼって病院に保存されている血液などを検査すればよいのです。つまり，血液などから新型コロナウイルスを検出するのが直接的な証明になります。

　フランスの研究をご紹介しましょう。フランスでは 2020 年 1 月 24 日に 3 人の感染者が報告されたのが感染の始まりとされています。2 人は武漢市への渡航歴があり，1 人は渡航歴のある人の近親者です。この人たちの感染は明らかに武漢市が関

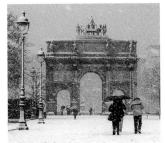

expatpostcards / Shutterstock.com

係していました。しかし，過去にさかのぼって，病院に保存されていた咽頭拭い液について新型コロナウイルスの PCR 検査を行うと，2019 年 12 月 27 日にすでに陽性の拭い液があったことがわかりました。つまり，新型コロナウイルスはフランスで発見されたとされる日の約 1 カ月前に侵入していたのです[2]。

● 日本へも年末に侵入？

　中国が WHO に原因不明の肺炎が発生していることを報告したのが 2019 年 12 月 31 日のことでした。上記のように新型コロナウイルスのフランスへの侵入はそれより前ということになってしまいました。しかし，この論文についてもう少し考えるとフランスへはさらに前に侵入した可能性が高いのです。

　この論文に登場する感染者は 43 歳の男性で，咳や発熱があったといいます。問題は，この男性には海外への渡航歴がなかったことです。つまり，この男性は誰かから感染させられたことにな

16

ります。そうするとフランスでは 12 月 27 日よりも前から感染拡
大が始まっていたことになります。同様に，イタリアや米国でも
報告されているよりもそれぞれ 2 カ月，1 カ月前に感染者がいた
とされています。日本の始まりは 2020 年 1 月 16 日に武漢市から
帰国した人の発症です。もし，それ以前に中国からの感染者が入
国していて，フランスなどのように 1 カ月前が本当の始まりとし
たら 2019 年 12 月中旬になります。そして，じわじわと感染を広
げていたかもしれません。図 2・1 は架空の国における感染者の
発生日を推定しています。

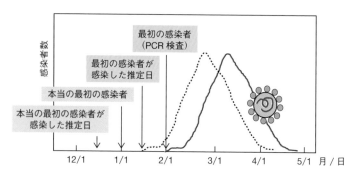

図 2・1　新型コロナウイルスが国内に侵入した日の推定　　この図は特
定の国の状況ではありません。赤の実線は PCR 検査に陽性になった感
染者数です。感染者の潜伏期間を最大限に見積もって 2 週間として，
前にずらしたのが黒の破線です。1 月 15 日を最初の感染者が感染した
推定日とします。さらに，病院に保存してあった検体から 1 カ月前に
陽性患者が発生していたとわかったとします（1 月 1 日）。この感染者
は潜伏期を考慮してさらに最大 2 週間さかのぼって感染していること
になります（12 月 15 日）。

● ダニが広めるウイルス感染症
　中国でも諸外国でも，本当の始まりはもう少しレトロスペク

ティブ（過去に戻る活動のこと）な検査の結果を待たねばなりません。少し脱線して，実際の感染はもっと前に起こっていたというウイルス感染症の事例をご紹介しましょう。

　私の研究対象の一つ，**重症熱性血小板減少症候群**（SFTS）を例に説明してみましょう。このウイルス性疾患をご存じない方が多いと思いますので，少しだけ解説させてください。

　名は体を表すという言葉どおり，これは発熱と血小板の減少（白血球も減少）により重症になるウイルス感染症です。ほかには嘔吐，下痢，倦怠感，筋肉痛，皮下出血，意識障害など全身に症状が現れます。野生動物のシカなどを吸血したマダニがSFTSウイルスに感染し媒介するので，新緑の季節から秋にかけて多くなるのが特徴です。日本では山口大学と私たち東京農工大学のチームがこのウイルスを発見しました。2013年から2020年4月末までに合計507人の患者が出ています。年々死亡者は減っていますが，平均して14％の致死率です（最近は5％に落ち着きそうです）。2020年9月での新型コロナウイルスの致死率は4％弱なので，SFTSもかなり強毒なウイルスの部類に入ります。このウイルスはおもにダニに媒介されるので，新型コロナウイルスほど急速な感染拡大は起こらず，感染者の報告は日本のほかには中国，韓国，ベトナムにとどまっています。台湾では野生動物などへの感染が報告されています。

● ウイルス感染症では当たり前

　SFTSは新興ウイルス感染症なので初発を考える格好の材料になります。新型コロナウイルス感染症と同様にレトロスペクティブな調査が行われました。すると，2011年にこの感染症が最初

に発見された中国では 2006 年が本当の始まりだったことがわかりました。いや，本当の始まりはもっと前にあるのかもしれません。しかし，少なくとも 5 年もさかのぼれてしまったのです。韓国も同様にさかのぼって発生していることがわかっています。そう考えると，もしかしたら，新型コロナウイルスも 1 カ月ではなく数年も前からひそかに発生していたのかもしれません。

● 新型コロナウイルスはもういない？

　新型コロナウイルスの感染源（自然宿主）はコウモリである，

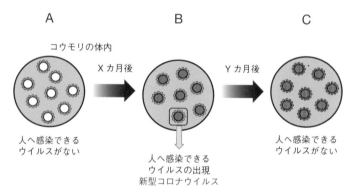

図 2・2　新型コロナウイルスはコウモリの中にいないかもしれない仮説
　コウモリの体内ではコロナウイルスが静かに変異していると仮定します。A の時点では人に感染できるコロナウイルスはありません。X カ月後，B のように変異して人へ感染できるコロナウイルスが出現しました。これが新型コロナウイルスです。そして，Y カ月後，C のように変異して再び人へ感染できるウイルスがなくなりました。もし，この説が正しいなら，現在の武漢のコウモリは新型コロナウイルスに感染していないといえます。同時に，コウモリは再び人に感染できる新しいコロナウイルスを生み出す可能性を秘めています。図では模様を大きく変えましたが，実際に起こる変異はスパイクタンパク質のうち数アミノ酸レベルと考えられます。

東京化学同人
新刊とおすすめの書籍

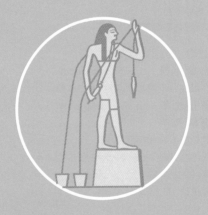

Vol. 7

〒112-0011　東京都文京区千石 3-36-7　TEL:03-3946-5311 FAX:03-3946-5317

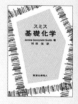

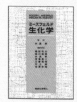
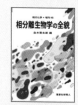

と考えられます。すると読者の方々から，本当にコウモリなの？その科学的根拠（エビデンス）はあるの？ というご質問をよくいただきました。正直にいいますが，本当のことは誰にもわかりません。なぜならば，新型コロナウイルスが人に感染した瞬間を誰も目撃できないからです。タイムマシンができたとしても感染の瞬間に立ち会うことは不可能でしょう。また，どうやったら本当の感染源を特定できるの？ というご質問もありました。これも正確に答えを出すのは無理なことです。なぜなら，ウイルスは絶えず変異しているので，たとえコウモリが本当の感染源であったとしても，すでにコウモリの中で変異していて原型となったウイルスは存在していないかもしれないからです（図2・2）。

● **早まるコロナサイクル**

　コロナウイルスはそのゲノム（ウイルス全部の遺伝情報）に変異が入っても**修復できる**機能（**校正機能**とよびます）をもつウイルスです。したがって，**変異しにくいウイルス**という考え方が正しいのです。それでも，新型コロナウイルスは変異していきます。私たちはタイムマシンに乗って過去のコウモリをサンプリングして検査することができませんので，もはや本当の感染源を言い当てることはできません。

　なぜ新型コロナウイルスの感染源を知る必要があるのでしょうか。それは，次のコロナウイルスの出現を**予測できる**かもしれないからです。新しいコロナウイルスの出現サイクル（コロナサイクル）は早まっています（図1・1）。次のコロナウイルスはもう出現しているかもしれません。

● もう野生動物から感染しない？

　安心材料もご提供しておきます。新型コロナウイルスの最初の感染者は（上記のようにさかのぼるかもしれませんが）2019年12月8日に発見されたとします。そして，2020年1月20日に人から人への感染が認められたという報道がありました。今となっては信じがたいことですが，2020年1月20日以前はコウモリや野生動物から人への感染がメインかもしれないと考えられていたのです。その後，中国では感染者数が急増しましたが，2月の上旬をピークに3月以降は少人数の感染者を出すにとどまっています。特に発生地とされる武漢市での感染は抑えられています。これは武漢市においてはコウモリなどからの感染はないといえます。また，図2・2のようにコウモリなどの中には新型コロナウイルスはもういないのかもしれません。つまり，人に感染する変異は一度きりだった可能性があります。

● すでに次のコロナウイルスが

　そして，別の可能性も書かざるをえません。第1章でみたようにコロナサイクルはどんどん早まってきています（図1・1）。次のコロナウイルスはすでにコウモリから野生動物や人に感染しているかもしれません。そこで，なぜ，コウモリが感染源になるのかを考えておきましょう。コウモリ（翼手目）は1000種類近くあり，空を飛ぶ哺乳類なので，上空から尿や糞をばらまいてウイルスを感染させる可能性があります。これは皆さんもご存じのことかもしれません。

　コロナウイルスとコウモリの関係を解説する前に，少しだけ免疫の話をさせてください。

● インターフェロンに打ち勝つウイルス

ここでは，さらに想像を膨らませてみます。新型コロナウイルスの **ORF6** というタンパク質は，感染した細胞の**インターフェロン**を阻害するという論文[3]が出ました。**ORF** は Open Reading Frame（オープンリーディングフレーム）の略で，ORF6 とは 6番目のタンパク質を表しています。私たちの体はウイルス感染後

新型コロナウイルス

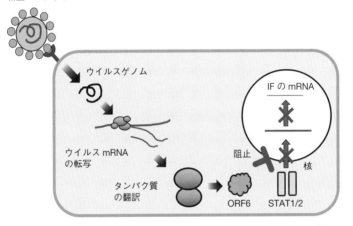

図 2・3 新型コロナウイルス感染細胞ではインターフェロンの産生が抑えられる可能性 一般にウイルスが細胞に感染すると細胞質にある STAT1 というタンパク質が核へ入り，インターフェロン（図中では IF と略してある）が産生されてウイルスを駆逐する方向に進みます。一方，新型コロナウイルスが感染した細胞では ORF6 がつくられます。この ORF6 は細胞内の STAT1/2 が核に移行しないように作用し，間接的にインターフェロンの合成を抑制すると考えられています[4]（詳しくは図 9・1 をご覧ください）。新型コロナウイルスがつくるタンパク質には ORF6 のほかにもインターフェロンの働きを抑制するものが報告されています。このように新型コロナウイルスはインターフェロンによる駆逐から逃れている可能性が考えられています。

にインターフェロンを出してウイルスに対抗します。いわゆる**自然免疫**の一つです。インターフェロンはウイルスのゲノムを分解する酵素をつくることを促したり，がん細胞やウイルス感染細胞を壊してくれる**NK（ナチュラルキラー）細胞**を活性化したりします。つまり，インターフェロンはウイルスをやっつけてくれる物質です。ところが，新型コロナウイルスの ORF6 というタンパク質は**インターフェロンを阻害してしまう**というから一大事です（図2・3）。一方，コウモリの体内では常にインターフェロンが出ているという研究があります。つまり，コウモリはウイルスに感染してもインターフェロンで打ち勝つか，ウイルス量を，病気を起こさないレベルにまで抑え込み，持続感染させることができるという可能性があるのです。

● 新型コロナウイルスが人に強いわけ

　ここからは空想です。新型コロナウイルスは ORF6 というタンパク質を獲得して，コウモリの体内でインターフェロンの発現を抑え，体内で感染を持続できるのかもしれません。そして，コウモリの中で感染拡大していき，野生動物や人に感染していったと考えられます。コウモリと違い野生動物や人では絶えずインターフェロンを出しているわけではありません。新型コロナウイルスはインターフェロンを産生させないようにして，自らを増やしていく作戦をとっているのかもしれません。もしかしたら，病原性の強弱や感染期間の長さは個人のインターフェロンの産生量と関係しているのかもしれません。

● 次波はどのようにやってくるのか

　新型コロナウイルスの次波はどのようにやってくるのか考えてみましょう。まず，ある国が終息していない状態で緊急事態宣言やロックダウンを解除したときに，ソーシャルディスタンスが崩れて感染者が増加します。もしくは，その国で新たな感染者がほんの少数に抑え込めている状態で，海外との交流を解いたことで感染者が流入してきます。その国が完璧に新型コロナウイルス感染症を終息させようという政策をとるならば，完全な自粛体制と完全な鎖国措置を取らざるをえません。しかし，これでは経済が落ち込み自滅を待つだけになってしまいます。

● 感染源を理解する

　新たに出現するコロナウイルスが覆いかぶさるように感染してくることも，次波になるかもしれません。残念なことに，コウモリでは新しいコロナウイルスが誕生しているかもしれないのに，私たちは何の対策もしていません。コウモリを含む野生動物の取引を禁止しても，別の感染経路で人に感染してくる可能性があります。また，コウモリなどの野生動物を全滅させることは，絶滅する動物の保護の観点からも正しい行為ではありません。

　いま，私たちが行わなければならないことはコウモリの中での変異率と変異傾向を確実に理解することです。そして，次に出現してくる新しいコロナウイルスを予測することです。

● この章のまとめ

　新型コロナウイルスはインターフェロンに打ち勝つという武器を手に入れたことから，コウモリの中で急速に感染を拡大させる

ことに成功したのかもしれません。コウモリの感染率が上がると，野生動物や人への感染のチャンスも多くなります。もしかしたら，新型コロナウイルスから人への感染は以前から何度も起こっていたのかもしれません。そして，呼吸器感染症が蔓延（まんえん）するのに好条件の冬になり，人の間でも爆発的な感染拡大が起こったのでしょう。一方，現時点でもコウモリの中で人への感染のチャンスを狙っているコロナウイルスはあると考えられます。いや，コロナウイルスだけではなく，さまざまなウイルスが変異して人へ感染する準備を整えていると考えておいた方がよいのかもしれません。ウイルス感染を防御する方法は，そのウイルスのことを**正しく知る**ことから始まります。この章では，コウモリの中でコロナウイルスが変異していく様子を確実にとらえることで，次のコロナウイルスの出現を予測できる可能性について説明しました。その一方で，どのようなウイルスが人類を襲ってきてもすぐに対抗できる準備をしておくことが必要になります。

第 3 章

無症状感染者の特徴を
　　　理解することが重要

　新型コロナウイルスに感染しないために，私たちはマスクやうがい・手洗い，消毒を欠かしていません。この章では，ソーシャルディスタンスのあり方も含め，新型コロナウイルスに感染しない方法を考えていきましょう。

● ソーシャルディスタンスを守らなくてもよい方法

　2020年5月25日に日本全国で緊急事態宣言が解除されました。しかし，政府の方針で「新しい生活様式」は続きます。そのなかでも特に重要なのが，ソーシャルディスタンスです。日本語では社会的距離のことですが，ソーシャルディスタンスの方が一般的なよび方になっています。ソーシャルディスタンスが必要な理由は，もし自分が知らない間に感染していて無症状（もしくは軽症）だった場合，他人との距離を置かないために感染させてしまう可能性があるからです。くしゃみは3m飛び，咳は2m飛ぶということから，それくらいの距離を置くことが必要とされています。

　これはマスクをしないときに必要な距離です。マスクをしていたら距離は短くてもかまわないはずです。このあたりのことはさまざまな場面で議論されていますね。

　ソーシャルディスタンスをきっちり守った生活は寂しいもので

す。また，ソーシャルディスタンスにより経営が成り立たなくなる業種があることも事実です。ここでは，やや挑戦的に，ソーシャルディスタンスを守らなくてもよい方法を皆さんと一緒に考えていきたいと思います。

● 完璧なマスク

　新型コロナウイルスの人から人への感染は鼻汁，唾（くしゃみや咳，ときには会話で発生），糞便の三つから起こります。トイレ後には手を洗う，もしくは，外出したときには必ず手を洗う，消毒するなどを実行することにします。そうすると，問題となるのは鼻汁と唾になります。そこで，鼻と口を覆うマスクをしていれば誰にも感染させることはない，というのが私の考えです。不織布マスクにはウイルスを99％カットできることが証明されているフィルターが入っているので安心だからです。しかし，1％は保証されていません。ここでは，この1％のために不織布は完璧ではないという前提に立って考えてみましょう。

　100点を取れるであろうマスクはN95マスクです。N95マスクはP3実験室（陰圧に調整された実験室で，高い病原性の病原体

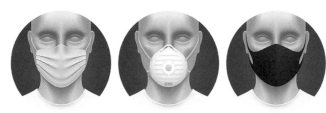

不織布マスク　　　　N95マスク　　　ファッションマスク

を扱います。SARSやMERSのコロナウイルスもP3実験室で扱います）でも使用していますので，これがあれば感染の危険性はなくなります。それでも100％防げることはない，世の中には完璧なものはない，というお叱りもあるかもしれません。確かにN95マスクを一度でも着けたことのある人はわかりますが，ある時間を過ぎると息苦しくなります。それくらい気密性の高いマスクであることは確かです。ですから，やはり普段使いのマスクとしては現実的ではありません。

● 自分は発症前の感染者？

　次にマスクをしなくても，他人に感染させない方法があるかを考えてみましょう。自分が無症状感染者なのか，それとも発症前の感染者なのかがわかれば自分で自分を隔離できるので，他人に感染させることを防げます。そもそも，新型コロナウイルスに感染すると，いつからウイルスを放出するようになるのでしょうか。

　2020年4月15日に中国の研究者が，発症の少なくとも2日前から感染性のウイルスを放出している可能性を示唆する論文[1]を発表しました。この論文と無症状の感染者が存在するという事実を契機に，臨床症状がなく感染を自覚していない人も新型コロナウイルスに感染している可能性があることになりました。一見，健康であってもウイルスをばらまいてしまう可能性も出てきたのです。図3・1ではこの論文をもとに新型コロナウイルス感染者の感染性ウイルスの排出期間をSARSやインフルエンザ感染者と比較しました。

　ウイルスに感染すると必ず潜伏期を経てから発症します。これ

28

は新型コロナウイルスだけでなく，すべてのウイルス感染症に共通しています。潜伏期とは体内でウイルスが増殖しているのですが，発症に至っていない状態です。したがって新型コロナウイルスの場合でも，潜伏期においてウイルスは増えている可能性があるのです。そうすると，潜伏期の新型コロナウイルスを検査する方法があれば，発症前に感染しているかがわかるはずです。

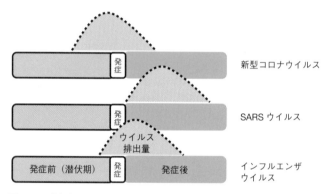

図 3・1　新型コロナウイルスの排出期間　新型コロナウイルスの感染者は感染性のウイルスを発症前から排出していると考えられます。棒の左の灰色部分が潜伏期，右の赤色部分が発症期です。点線で囲まれた暗い赤色の山はウイルスの排出量です。SARS 感染者は発症後にウイルスを排出していました。SARS を比較的短期間に終息できた理由の一つが，発症直後に隔離することにより封じ込めが可能であったと考えられます。一方，インフルエンザ感染者も発症前から排出しています。図はイメージなので，排出期間や排出量は人によって異なり正確ではありません。[Y. He ら[1]の図をもとに改変]

● スマートリングが救世主になるか？

　新型コロナウイルス感染症が発症する約 2 日前の検査は PCR を用いれば可能です。しかし，いたって健康なのに毎日のように

PCR 検査をするのは無理な話です。

　しかし，もしかしたら発症前に感染症を簡単に検知できるかもしれない夢のような製品が売り出されました。スマートウォッチをご存じの方は多いと思います。スマートフォンと連動して，時計機能のほかにメールの受信を知らせてくれたり，血圧，心拍数，体温などを測定してくれる機能をもった時計です。これを**ヘルストラッカー**といいます。スマートウォッチの指輪版を**スマートリング**といいます。米国ウェストバージニア大学，ロックフェラー神経科学研究所，スマートリングを開発する OURA 社などは，これらの機能を利用して新型コロナウイルス感染症の発症を最大 3 日前に，90％の精度で予測できると発表しました。

　この精度が本当ならば，発症前 3 日で自分の感染に気がついて他人に感染させる心配もなくなるかもしれません。その一方で，インフルエンザなどの風邪との区別はできるのか，などの疑問も残されています。北米の男子プロバスケットボールリーグ NBA などは選手の健康管理に採用するかを検討しているということです。

● **本当に無症状感染者はいるのか**

　もう一つの懸念は，自分が無症状感染者なのかわからないことです。この場合はスマートリングを使ってもわかりません。そもそも無症状の感染者は本当に存在しているのでしょうか。まず，思い出されるのが，武漢市に住んでいた日本人をチャーター機第 1 便で 2020 年 1 月 29 日に帰国させたときに，無症状の人がいたという報道です。2 月 5 日にクルーズ船「ダイヤモンド・プリンセス号」の乗客の中に新型コロナウイルスの感染者がいたことが

わかりましたが，104人のPCR陽性者のなかで76人（73%）が無症状でした[2]。これら無症状の感染者はPCR陽性であることが判明してから9日前後で陰性になりました（藤田医大の発表）。北九州市の8月30日の調査では638人の検査陽性者のうち14人（2%）が無症状でした。一方，海外では南極ツアーのクルーズ船で128人中104人（81%）が無症状だったと伝えられています[3]。中国の重慶では，患者数はわかりませんが感染者の23%が無症状で，そのうち9人が他の人へ感染させた[4]と報道されました。WHOの見解は無症状の人が他の人に感染させるのはとても難しいとのことです。

　これらのことをまとめると，感染しても無症状の人がいることは事実といえましょう。しかし，無症状の人が他の人へ感染させるだけのウイルスを放出しているかは今後の調査・研究を待たねばなりません。私は，無症状感染者の放出するウイルス量は少ないが，感染力はあると考えています。

● 下水調査が早期警戒に役立つ

　新型コロナウイルス感染症において無症状の感染者が存在することで，私たちの警戒感がいっそう強まります。無症状の人は，つまり健康な人と同じです。無症状感染者がPCR検査を受ける機会は非常に少ないといえます。そうすると，すれ違った人も無症状感染者，電車で隣の席に座った人も無症状感染者の可能性があるわけで，このように考えていると神経が擦り切れてしまいます。

　このような無症状感染者も含めて，地域ごとに感染者の存在を把握してアラートを流そうという目的で，下水の調査が行われつつあります。新型コロナウイルスで下痢症状がある人は約10%

（諸説あります）といわれています。下痢便はトイレから下水道に流れ，下水処理場で浄化したのちに河川に流されます。下水を濃縮してウイルス検査（PCR）することで，その下水に流れてくる上流の地域に感染者が出たかを知ることができます。

● 重症化のファクター

　重症化についても触れておきましょう。約2割の感染者が重症化するといわれていますが，重症化しやすい体質はあるのでしょうか。韓国の嶺南大学のグループは，糖尿病，高体温，低酸素飽和度，心損傷の既往症のうち三つが該当すると重症化すると発表しています。フランスのパスツール研究所などは肥満が大きなファクターになるといっています。また，別の研究では女性よりも男性の方が重症化しやすいといっています。米国 23andMe 社の調査では ACE-2（新型コロナウイルスの受容体：レセプター）の変異が重症か軽症かを決めるファクターになるかもしれないといっています。日本の厚生労働省は喫煙，糖尿病，高血圧，慢性呼吸器疾患をあげています。一方，国立国際医療研究センターは，男性，高齢，喫煙歴，末梢動脈疾患，COPD（慢性閉塞性肺疾患），慢性肺疾患，軽度糖尿病をあげています。このように今のところ重症化のファクターに統一性はありません。しかし，何らかの基礎疾患や生活習慣病は重要なファクターになりうるのではないでしょうか。第9章では血液型と重症化について解説します。

● 万能ワクチンの開発へ

　京都大学の山中伸弥教授のホームページ「山中伸弥による新型コロナウイルス情報発信」には，日本人の致死率が少ない**ファク**

新型コロナウイルスは川崎病を起こすか

2020年5月7日の *Lancet* 誌に，英国で川崎病ショック症候群（重度の川崎病）になった8人の小児の感染例の論文が発表されました[5]。川崎病は小児の病気で，川崎富作先生が1967年『アレルギー』誌に次の症例を報告したことから知られ始めました。川崎病は 1）発熱，2）目の充血，3）いちご舌，4）発赤，5）指先の落屑，6）リンパ節の腫脹　のうち5症状以上を満たすと確定診断がくだされます。また，4症状と冠動脈病変がある場合も川崎病と診断されます。これまで日本やアジア圏で多いと

されてきましたが，欧米で新型コロナウイルスに感染した乳幼児にみられる症状として報告されました。実際にどれくらいの割合で川崎病と診断されているかはわかりません。

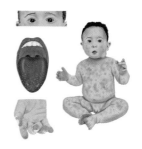

Chu KyungMin / Shutterstock.com

ここで，日本川崎病学会の見解を引用します。日本川崎病学会の声明「令和2年2月～4月の川崎病の発生状況，重症度についてヒアリングをしました。その結果，川崎病患者数，重症患者数共に平年並みか減少したと回答する委員が多く，増加しているとの回答はありませんでした。」　日本では2020年9月に新型コロナウイルスに感染後に川崎病と診断された症例が報道されました。新型コロナウイルスが原因かは不明です。

川崎病の治療と原因究明に全力で取組まれてきた川崎先生は2020年6月5日に逝去されました。95歳でした。私も川崎先生と川崎病のウイルス原因説の研究に取組ませていただいたことがあります。学問的な見識もさることながら，いつも暖かい微笑みを絶やすことのないお姿を尊敬しておりました。ご冥福をお祈り申し上げます。

ター X の一つとして，**BCG の接種**が新型コロナウイルスの重症化を阻止しているのではないか，と紹介されています。BCG 接種プログラムのないスペインで新型コロナウイルスの感染者が爆発的に増加し，BCG 接種プログラムのある日本やポルトガルでは感染者が抑えられたことが，発想の一つになったようです。日本では BCG のほかに 0 歳から 3 歳までに 15 以上のワクチンを受けられます。インフルエンザ菌 b 型（Hib），肺炎球菌，B 型肝炎，ロタウイルス感染症，ジフテリア，百日咳，破傷風，ポリオ，麻疹，風疹，水ぼうそう，おたふくかぜ，日本脳炎などです。つまり，私たちは幼児の頃からこれだけの感染症を経験していることになります。ただし，ワクチンなので症状を出すことなく経験しているのです。そうすると，自然に基礎免疫がついてくると考えても不思議はありません。BCG の接種の効果については，イスラエルの研究でいったん否定されました。しかしその後，スペインやドイツにおける調査などで BCG の有効性を示唆するデータが発表され始めました。もう少しデータが蓄積してから結論が出ると思われます。BCG は膀胱がんの治療にも使われています。樹状細胞，マクロファージ，細胞傷害性 T 細胞などの細胞が直接標的に作用して発現される免疫反応（細胞性免疫）を活性化することに，そのカギがあると考えられています。別のワクチンとの複合的な作用もあるかもしれません。

　これまで細菌に対するワクチンがウイルスを防御できるという考え方はありませんでした。もし，基礎免疫を上げるようなワクチンがあれば，次の新興ウイルス感染症の出現に備えることができます。今後，このような万能ワクチンという考え方の研究が進むのではないでしょうか。

毒々しいウイルスたち

　ウイルスは毒をもっていないのに**強毒**や**弱毒**といわれることがあります。たとえば「強毒株」「弱毒生ワクチン」です。このことは一般向けのウイルスに関する本によく書かれています。本来は**高病原性，低病原性**というのが正解です。「高病原性トリインフルエンザ」というように使われます。ここではウイルスの「毒」にこだわってみましょう。近代細菌学の祖とよばれるフランスのルイ・パスツールは狂犬病ワクチンをつくったことでも有名です。1885年パスツールは狂犬病ウイルスの野外株（強毒株）をウサギの脳脊髄で連続継代して弱毒株をつくり，狂犬病の犬にかまれた少年を助けました。狂犬病の場合，強毒株を**街上毒**，弱毒株を**固定毒**とよびます。街上毒では潜伏期がまちまちだったのを固定できたことから固定毒とよばれるようになりました。もう少しこじつけてみます。「食中毒」のなかには毒素産生の細菌が起こすものがあります。「中毒」とは「毒にあたる」ことです。皆さんもご存じのノロウイルスは冬に「食中毒」を起こします。もちろん，ノロウイルスは「毒」をもっていません。

● **SARS-CoV-X は存在するのか**

　ファクター X には，SARS-CoV-X（あるいは，未知の風邪コロナウイルスなど）が日本など致死率の低い国には蔓延していて，多くの国民が新型コロナウイルスを防御できる免疫をもっているという考え方があります。残念ながら私は次の二つの点でこの考え方に否定的です。この説では日本やアジア各国のように新型コロナウイルスが比較的抑えられた国では，過去に新型コロナウイルスに近縁のウイルスが蔓延していて，そのときに獲得した

免疫が今回の新型コロナウイルスの感染防御に働いているのでは
ないか，といっています。しかし，現代の医学・ウイルス学で
は，強毒なウイルスが蔓延すると短期間で発見されてしまいま
す。したがって，この未知のウイルスは強毒ではないはずです。
そうすると，弱毒もしくは無症状感染を起こすことが前提になり
ます。今回の新型コロナウイルスは短期間で世界中に蔓延しまし
た。未知のウイルスが弱毒か無症状感染を起こすならば，新型コ
ロナウイルスのように世界中に蔓延するはずなので，日本とアジ
アだけが優位に防御できることにはなりません。

　もう一つの理由を説明します。この未知のウイルスが日本とア
ジアに蔓延していたと仮定すると，この未知のウイルスに対する
抗体ができていることが前提になっています。新型コロナウイル
スを抗原として抗体検査をすると，この未知のウイルスに対する
抗体が検出されてくるはずです。しかし，日本の抗体調査では
0.1％から3％程度の保有率になっているので，未知のウイルスに
感染していないと考えられます。ただし，未知のウイルス感染に
よる細胞性免疫が新型コロナウイルスの感染を防御する可能性は
残されています。

　しかし，日本では2020年7月から感染者が増えていることか
らも，今のところSARS-CoV-Xの存在を支持できる理由が考え
られません。今後の研究を待ちたいと思います。

● 医療崩壊を起こさないことが重要

　各国における新型コロナウイルスの感染者数，重症者数，致死
率を論じるときには，医療体制について理解しておくことが重要
です。今後の研究を待たねばなりませんが，重症の感染者ほどウ

新型コロナウイルスが原因ではない？

病原微生物学にとって**コッホの4原則**を満たすことは重要です。原因不明の患者から新しいウイルスが発見されたとしましょう。このとき，このウイルスは病気の原因である場合と，病気に関係なく感染している場合の両方が考えられます。そこで，コッホは次のような証明方法を考えたのです

1）患者からそのウイルスを検出する
2）そのウイルスを分離培養する
3）そのウイルスを動物に接種し，同じような症状がひき起こされる
4）その動物から同じウイルスが検出される

これをコッホの4原則といいます。1876年にコッホが炭疽菌を純培養して，炭疽の原因であることを証明するために使った方法です。注意しなければならないことは，コッホの4原則を満たさなければその疾患の原因といってはならない，のではないことです。

新型コロナウイルスではコッホの4原則が満たされていないので，新型コロナウイルスは原因ではない，という論調があります。しかし，私のところにもそのような質問をいただいたことがあります。シリアンハムスターを使った新型コロナウイルスの感染実験では，呼吸器症状が現れることがわかっています[6]。つまりコッホの4原則が満たされたのです。ですから，新型コロナウイルス感染症の原因は新型コロナウイルスなのです。

イルスの排出量は多いと考えられます。単純に咳の回数を思い浮かべてもよいかもしれません。重症感染者が医療的に隔離されている国では感染者数は抑えられ，重症感染者が入院できない国で

は爆発的な感染拡大が起こります。もともと医療崩壊しかけていたイタリア，保険制度が国民全体に浸透しきれていない米国などでは爆発的な感染が起こりました。

　日本の第1波（2020年1〜5月）は，一部では医療崩壊していたかもしれませんが，全体でみると重症感染者を病院へ収容できていました。医療崩壊させないことは終息に向けて大きなファクターになります。

● この章のまとめ

　この章ではマスクをしなくても他人に感染させない方法や，自分が感染しない方法を考えているうちに，新型コロナウイルスが世界中に蔓延してしまった理由の一つが明らかになりました。それはSARSにはみられなかった**発症前から感染性のウイルスを排出している**ということでした。スマートリングのように発症前から警告されるシステムも開発されつつあります。また，厚生労働省は新型コロナウイルスの感染拡大を防止するために接触確認アプリCOCOAを開発し，スマートフォンにインストールすることを推奨しています。マスクよりも優れたウイルスの遮断方法はなさそうです。フェースシールドなどもよさそうです。山中先生提案のファクターXについても今後の研究で明らかになっていくことでしょう。

　今後，重要になってくるのは無症状感染者がなぜ無症状でいられるのか，その理由です。無症状感染者になるファクターが明らかになれば，すべての感染者が無症状になるような魔法の薬ができるかもしれません。また，可能性は非常に低いですが，無症状のまま感染する新型コロナウイルスは特別な変異を起こしている

うつ病の原因ウイルス？

　川崎病のように原因不明の疾患はウイルスが起こす可能性があると考えられていることが多いのです。前著でも風邪のコロナウイルスが川崎病の原因である可能性をご紹介しました。川崎病は多くのウイルスや細菌がその原因病原体として候補にあがりました。突発性発疹の原因である**ヒトヘルペスウイルス 6 型（HHV6）**も候補の一つでした。最近，HHV6 はうつ病の原因となるウイルスかもしれないと考えられています 。このウイルスのもっている **SITH-1（シスワン）** というタンパク質がうつ病患者でよく検出されることや，このタンパク質を強制的に発現させたマウスがうつ病症状を示したことなどが根拠になっています。それぞれのウイルスがもっているタンパク質の種類は決して多くありませんが，多機能であることが多いのです。HHV6 は突発性発疹を起こすほかに，うつ病の原因かもしれないと考えられるのは多機能性を考えればうなずけることかもしれません。今後の研究を待ちたいと思います。

かもしれません。そうすると，その変異ウイルスはワクチンの候補になります。新型コロナウイルス感染症の終息は数年かかるかもしれません。しかし，無症状感染者とそのウイルスの特徴を研究することで，感染するすべての人が無症状に過ごせることになるかもしれません。そうすると，新型コロナウイルスには終息してもらう必要がなくなることになります。

第 4 章

ペットへの感染をくい止めろ
―獣医から見た新型コロナウイルス―

　獣医学領域では，ペットのことを伴侶動物（はんりょ）といいます。犬や猫は伴侶のように私たちに寄り添って生活してくれているからです。しかし，新型コロナウイルスは大切なペットたちにも牙をむこうとしています。ペットを救うために私たちができることは何でしょう。じっくりと考えていきます。

● SARS と動物感染

　新型コロナウイルスが感染する動物は，SARS コロナウイルスの経験からある程度推測できます。SARS コロナウイルスは，コウモリ，ハクビシン，アカギツネ，イエネコ（飼い猫），コキバラネズミ，シナイタチアナグマ，ミンク，イノシシ，ハイイロガンからも検出されました。実験的にはフェレットにも感染できました。しかし，犬からは検出されていません。

● 最初は香港から

　新型コロナウイルスが最初に検出されたのは，香港の犬です。2020 年 2 月 28 日に報道されました。17 歳のポメラニアンです。飼い主は 60 歳の女性で，新型コロナウイルスに感染していました。鼻と口から採取した検体が PCR 陽性になりました。弱陽性反応と伝えられています。複数回にわたる検出がありましたが，

このケースは感染ではなく，新型コロナウイルスが付着したという可能性がありました。この犬が隔離されてから14日目の抗体検査は陰性でした。しかし，香港漁農自然護理署は低レベルの感染があったと発表しています。結局，この犬は3月14日に家族のもとに返されましたが，16日に亡くなってしまいました。犬の17歳は高齢です。新型コロナウイルスの感染による死というよりは，隔離のストレスなどが影響していたと考えられます。

● 次々とペットが感染

　香港ではペットの新型コロナウイルス検査を推奨しているといいます。1頭目の感染犬が亡くなった直後の3月18日に，2頭目の犬（シェパード）の感染が報告されました。このケースも30代の女性飼い主が感染していました。シェパードは無症状だったということです。のちに *Nature* 誌に掲載された香港の研究グループの論文[1]では，このポメラニアンとシェパードの2頭を陽性として報告しています（論文と報道を結びつける手段がないので犬種から判断しました）。

　猫の初発例はベルギーからです。2020年3月27日に報道されました。飼い主の新型コロナウイルス感染症発症後1週間で，猫も発症しました。下痢，嘔吐，呼吸困難があったと伝えられていますが，無事回復しました。便からウイルスが検出されています。4月1日には香港で猫の感染も報道されました。やはり飼い主は感染していました。この猫も症状がありませんでした。米国でも2頭の猫の感染が報道されました。

　このほかにもペットの感染が報道されています。

● 武漢市の猫

　プレプリント（査読前論文）ですが，武漢市の猫 102 匹につい
て PCR と抗体検査を行った論文[2]があります。PCR はすべて陰
性でしたが，15 匹の猫が抗体陽性でした（約 15％の陽性率）。こ
の論文では間接 ELISA 法（第 8 章参照）が使われています。抗体
陽性の猫のなかには中和抗体をもっているものもいました。スペ
インでも重症者の飼い猫 1 匹への感染例が報告[3]されています。

● ペットが感染しても

　ここで最も重要なことを書きま
す。このように飼い主が新型コロ
ナウイルスに感染し，ペットに感
染させてしまうのです。飼い主が
感染して入院しなければならない
ときにペットを誰かに預かっても
らうことを真剣に考えなければな
りません。ペットは伴侶動物だか
らです。しかし，ペットが感染し
ている，もしくは感染している可

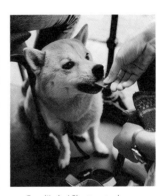

GaudiLab / Shutterstock.com

能性があると捨てようとする飼い主がいるのも事実です。そのよ
うな方にあえて言います。この場合は飼い主が加害者，ペットは
被害者になります。**決して捨ててはいけません。**

● 動物園でも感染が

　動物園でも感染事例がありました。米国ニューヨーク州にある
ブロンクス動物園のマレートラ（4 歳メス）が 2020 年 3 月末か

ら空咳の症状を出していました。4月6日の報道です。このマレートラは無症状感染の飼育者から感染させられたといわれています。ほかにもアムールトラやアフリカライオンにも感染があったようです。動物園では飼育者と動物，入場者と動物の距離が近くなるときもあります。動物園の動物は感染に対して受身にならざるをえません。ここにも感染防御策が必要になります。

● ミンクが悪いのか

　SARS コロナウイルスもさまざまな動物に感染していたことを書きました。ミンクも感受性動物でした。新型コロナウイルスでもオランダの複数のミンク農場で集団感染がありました。2020年4月27日の報道では，農場の従業員からミンクに感染し，ミンクは呼吸器症状などさまざまな症状を出したと伝えられました。ミンクは被害者でした。しかし，5月26日ミンクから従業員への感染が2例あったと報道され，一転，ミンクが加害者になってしまいました。そして，35万頭のミンクが殺処分されてしまいました。その後も同じような報道がありました。ミンクが新型コロナウイルスに感染した時点で，農場全頭の殺処分は免れなかったのかもしれません。ミンクは毛皮にされる運命とはいえ，なんともやりきれない報道でした。

● 動物の抗体調査

　中国では35種類の動物（家畜，ペット，野生動物）の抗体（保有）調査が行われました。その結果が論文[4]になっています。結論はすべて陰性でした。この調査の対象となった動物をあげておきます（表4・1）。ほとんどがよく知っている動物ですが，キ

表 4・1　動物の抗体調査[4]

動　物	頭数	動　物	頭数	動　物	頭数
豚	187	サル	39	サイ	4
猪	1	犬	487	センザンコウ	17
牛	107	猫	87	ベンガルヤマネコ	3
羊	133	ラクダ	31	ジャッカル	1
馬	18	キツネ	89	ジャイアントパンダ	14
鶏	153	ミンク	91	ハクビシン	10
アヒル	153	アルパカ	10	ヤマアラシ	2
ガチョウ	25	フェレット	2	クマ	9
マウス	81	タケネズミ	8	キエリテン	4
ラット	67	クジャク	4	イタチ	1
モルモット	30	ワシ	1	レッサーパンダ	3
ウサギ	34	トラ	8		

エリテンだけは聞いたことがないと思います。これはイタチ科の
テン属の動物です。すべて陰性という結果にはホッとしますね。

● 珍獣の抗体検査は難しい

　この論文は二つの点で非常に印象に残りました。一つ目は，
SARS のときに比べると**野生動物たちは感染している可能性が低
い**ことが示されたことです。時と場所，動物の種類や頭数を変え
て調査すると，今回と異なる結果になるかもしれません。しか
し，すべて陰性という結果から新型コロ
ナウイルスは意外に野生動物には感染し
にくいという希望がもてます。二つ目は
この論文で使われた**抗体検査の方法**で
す。第 8 章では抗体検査の方法を詳しく
解説し，この論文に登場した工夫された

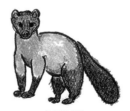

キエリテン

方法も併せて解説しましたので，ぜひ読んでください。

● 動物への感染実験の重要性

　ここまでは新型コロナウイルスの動物への自然感染をみてきました。人から動物への感染例は犬，猫，ミンク，トラでみられました。ここからは，新型コロナウイルスの実験感染をみていきま

海の感染症は難しい

　地球の生物は陸・海・空で生活しています。もっとも空だけで生活している生物はいないのですが。生物にウイルス感染症が蔓延したとき，人間の周りの動物については感染数を把握しやすいといえます。たとえば，養豚場で豚流行性下痢というコロナウイルスによる感染症が流行してもすぐにわかります。人には病院，犬猫には動物病院があるので，病気を把握できます。しかし，感染症がいったん野生動物に蔓延してしまうと制御不可能になります。2018 年 9 月に日本で約 25 年ぶりに発生した豚熱（豚コレラ）は，養豚場の豚に対してはワクチンの接種で抑え込むことができますが，野生のイノシシでは感染が拡大してしまいました。本書でご紹介した SFTS（重症熱性血小板減少症候群）も野生のシカなどが感染の拡大に一役買ってしまっています。

　海の生物はどうでしょうか。野生動物の生活実態は不明な点が多いのですが，それでも山などに入っていけば感染症で死んだ野生動物を発見することは可能です。しかし，海の魚が感染症で死んだ場合，いったんは浮くかもしれませんが，やがて深い海の底に沈んでしまいます。浜辺に打ち上げられる魚はほんの一部のことでしょう。海の生物の感染症には私たちが知りえないことがいっぱいあるのかもしれません。

す。動物の尊い命を使って新型コロナウイルスの感染実験を行う
理由は，症状を見極めること，感染臓器を把握すること，同居感
染などの感染経路を確認すること，などです。動物への感染を広
めないためにも必要です。

● フェレットと猫は感染する

　まず，中国のグループが感染実験の結果を *Science* 誌に発表し
ました[5]。イタチ科のフェレットと猫の鼻に新型コロナウイルス
を接種したところ，感染が成立しました。そして，フェレットか
らフェレット，猫から猫への同居感染も成立しました。フェレッ
トも猫も感染直後からウイルスが検出されますが，10日以内に
検出限界以下になりました。おそらく症状を出さなかったこと
から，人の無症状感染者に近い状態
なのかもしれません。無症状のま
ま他の猫に感染させたことになり
ます。実験中に1匹の猫が死んで
いますが，特に症状についての記
述がありませんので，何らかの事
故だった可能性があります。犬へ

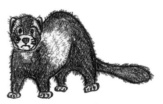

フェレット

の感染実験は抗体が上がったものもありましたが，感染したとい
う確たる証拠はありませんでした。豚，鶏，アヒルでは感染が成
立しませんでした。この論文から，感染者の飼い主から猫に感染
した場合には，他の猫に感染させないために，**外に出さず室内で
飼うこと**が重要になりました。

● 猫は早く陰性になる

　もう一つは，ウィスコンシン大学と東京大学のグループが *New England Journal of Medicine* 誌に発表した論文[6]です。3頭の猫の鼻などへ接種した新型コロナウイルスはすべて感染し，翌日から同居させたペアの猫にもすべて感染が成立しています。やはりこれらの猫でもウイルス接種後6日以内という短期間にウイルスは検出限界以下になりました。人では5日間の潜伏期の後，約2週間で陰性になるとすると，合計約20日間の感染期間になります。感染者の飼い主が飼っている猫は，たとえ感染させてしまっても飼い主よりも早く陰性になる可能性を示しています。

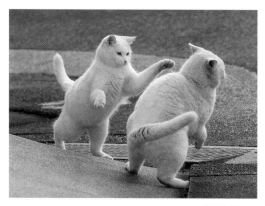

© Dick Sugi

● 何個のウイルスがあれば感染する？

　一般に1個のウイルスがあっても感染できません。ウイルスの研究者は1000個に1個とか，10,000個に1個のウイルスが感染すると考えています。これはおもに実験室レベルでのお話です。

なぜ，こんなに効率の悪い感染をするかというと，すべてのウイルスが完成形（感染できる粒子）として放出されるわけではない，と考えられているからです。つまり，出来損いのウイルスが，いっぱいつくられるわけです。また，ウイルスは小さいのでブラウン運動をします。これは水溶液の中を気ままに動いているようなものです。目的の細胞のレセプターに結合できる割合は非常に低いと考えられます。

　新型コロナウイルスでは何個に1個のウイルスが感染できるのでしょうか。中国のグループの実験データから読み取れること

みつばちを治す獣医さん

　私たち獣医師＝動物のお医者さんは犬と猫だけを診療するだけではありません。獣医師法では牛，馬，豚，めん羊，山羊，犬，猫，鶏，うずら（そのほか政令が定める動物）を診療することになっています。逆に，獣医師ではない者がこれらの動物を診療することは獣医師法違反になります。テレビのドラマで医師が馬を診療している場面を見たことがありますが，違法です。このほかにも獣医師が関わる生き物がいます。何だと思いますか？　みつばちです。家畜に重要な病原体による疾患は家畜伝染病予防法で定められています。家畜伝染病予防法は家畜だけではなく上記の獣医師の守備範囲の動物，そしてみつばちの病気も対象としています。ここでは詳しく書きませんが，みつばちの腐蛆病という，細菌が起こす病気が家畜伝染病予防法に含まれているのです。ほかにも，ぶりや鯉，うなぎなどの養殖魚へのワクチン接種や治療も獣医師が行ったりします。意外にも獣医さんの守備範囲は広いのです。

は，フェレットでは1000個に1個のウイルスが感染し，猫では10,000個に1個のウイルスが感染する可能性です。別の論文からの推測ですが，風邪の原因のヒトコロナウイルス229Eは10万個に1個，マウスのコロナウイルス（マウス肝炎ウイルス）は10個に1個が感染すると考えられます。実験の条件によっても数値は変わるのですが，ウイルスによって，動物によって，感染できるウイルスの割合は違うものなのです。このようなことから，京都大学の宮沢孝幸准教授はウイルスを100分の1に減らすことで感染のリスクを減らそうと「100分の1」作戦を提唱しています。

● この章のまとめ: 野生動物への感染を防げ

　冒頭に述べましたが，犬猫などのペットは伴侶動物です。飼い主とペットとの距離は近く，新型コロナウイルスが感染することがあります。新型コロナウイルスが終息するまでは，「新しい生活様式」の一つとして，ペットとの距離も保つことをお勧めします。それは大切なペットに感染させないためです。繰返しますが，ペットは伴侶動物なので，もし感染しても絶対に捨てないでください。ペットへは飼い主が感染させたのですから。

　特に猫は室内飼いにして外に出さないでください。最悪のシナリオは，人の感染者から飼い猫に感染し，その猫が外出したときに，アライグマやフェレットなどの野生動物に感染させることです（図4・1）。野生動物は私たち人間がコントロールできないところで生活しています。したがって，野生動物の間で新型コロナウイルスの感染が広まってしまうと，長年にわたり野生動物という感染源から新型コロナウイルスが供給され，終息しないことに

なります。このように，野生動物へ感染させないことは新型コロナウイルス感染症の終息への重要なファクターなのです。「猫が感染症終息のカギを握る」これがこの章の結論です。

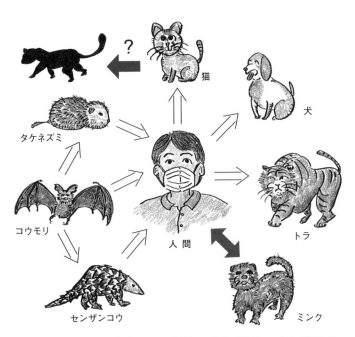

図 4・1　人獣共通感染症としての新型コロナウイルス　人から野生動物への感染はありえませんし，犬から野生動物への感染もほとんど考えられません。重要なことは，人から感染させてしまった猫が外に出て，野生動物に感染させないことです。もし，野生動物の間で蔓延してしまうと終息できなくなる可能性が高くなります。

エキゾチックな動物

　獣医学における動物のよび方はちょっと変わっているかもしれませんのでご紹介します。ペットは「伴侶動物」であると述べました。動物病院に来たペットは話すことができないので，飼い主さんがペットに代わって症状を話してくれます。これを「稟告」といいます。医学にはない用語です。トカゲ，カメ，ヘビなどを飼っていらっしゃる読者もいるかもしれません。犬猫，家畜以外の哺乳類・鳥類・爬虫類・両生類のペットを**エキゾチックアニマル**といいます。ここに観賞魚を入れることもあります。ちなみに，新型コロナウイルスのように人と動物の両方に感染するウイルス感染症のことを**人獣共通感染症**といいますが，厚生労働省では人の立場から**動物由来感染症**とよんでいます。

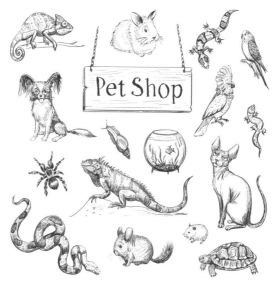

Prokhorovich / Shutterstock.com

未知のウイルスを
発見する方法を体験する

　ここからの 3 章は雰囲気を変えて書いていきます。少し気を緩めてウイルス学の世界に飛び込んでみてください。この第 5 章では PCR 検査の前に行う検体からの RNA 抽出についても解説します。最新のテクノロジーについても体験してもらいます。

● 新型コロナウイルスという未知のウイルス

　新型コロナウイルスはどのように発見されたのか，疑問に思ったことはありませんか？　中国の武漢市で謎の肺炎患者が発生したときに，どこかの研究者が発見したのだろう，と予想はつきます。でも，それまで知られていなかったウイルスを具体的にどのような技術で発見できたのか，気になりませんか。

　未知のウイルスを発見する，それはすごいことです。何もわからない状態で，手探りで，未知のウイルスの謎を解いていくような物語をイメージするかもしれません。実際に，ウイルスの研究者にとって未知のウイルスを発見することは大きな仕事の一つであり，やりがいのある研究なのです。

　しかし，武漢市で発生した謎の肺炎の原因が新型コロナウイルスであることがわかった経緯の詳細はわかりません。そこで，この章では想像を膨らませて新型コロナウイルスが発見された物語を皆さんと一緒に体験してみようと思います。これは完全な架空

のストーリーではありません。科学に基づいた想像です。

　この章には，実際に皆さんが自分のパソコンを使い遺伝子解析をするコーナーを用意してあります。難しそうですか？ いいえ，わずか1分くらいの作業なので，かえって拍子抜けするかもしれません。しかし，最先端の研究で使われている解析をあなたのパソコンで行うのです。期待して読み進めてください。

● 皆さんはウイルス学の研究者

　あなたは東京化学同人大学 獣医学部 ウイルス学研究室の若き准教授とします。2019年12月に研究の打ち合わせをするために武漢市にある武漢大学 医学部 微生物学研究室を訪ねてきました。そして，この医学部付属病院に重症の肺炎患者が入院してきたの

武漢　謎の肺炎患者

病原体検査で否定された病原体（PCR と ELISA）

インフルエンザウイルス	ライノウイルス	アデノウイルス
風邪のコロナウイルス	RS ウイルス	エンテロウイルス
SARS コロナウイルス	パラインフル	メタニューモウイルス
MERS コロナウイルス	エンザウイルス	マイコプラズマ　など

未知のウイルスの可能性（病原体分離と次世代シーケンサー）

図 5・1　**病原体検査の手順**　ここでは臨床症状などを省略して，武漢市で発生した謎の肺炎患者の原因病原体の究明手順を示しました。あなたはこの手順に従って，新しいウイルスを発見していきます。PCR と ELISA の方法は第8章をご覧ください。

です。しかし，今回の患者はただの肺炎ではなさそうなので，ウイルス学者であるあなたに原因の究明を手伝ってほしいという依頼がありました。目の前で苦しんでいる患者さんのために，謎の肺炎患者の原因を追究するには，どこから手をつければよいのでしょうか（図5・1）。

　いきなり未知のウイルスが原因と考えてはいけません。今回はすでに原因は新型コロナウイルスであると答えがわかっていますが，最初は誰でも既知の感染症を疑うはずです。しかし，ここを細かく書いていくと新型コロナウイルスを発見する前に息切れしてしまいます。今回は，マイコプラズマなどの細菌を疑って培養検査をしても陰性という結果が出て，ウイルス感染が疑わしいというところから始めます。さらに，これまでに肺炎を起こすことが知られているインフルエンザウイルスなどの検査をしましたが，どのウイルスも検出されませんでした。未知のウイルスの可能性がますます高まってきました。

● 最新のテクノロジーを使う

　ここで未知のウイルスを発見するということはどういうことかを説明しておきます。まず，**そのウイルスを手中に収める**ということです。つまり，ウイルスを分離（後述）して自由に研究や治療薬の開発に使えるようにすることです。もう一つは，ウイルスの**ゲノムの塩基配列を決定**することです。**ゲノム**とはその生物がもつすべての遺伝情報です。私たちの体を構成する細胞のすべてにゲノムがあるように，ウイルスにもゲノムがあります。RNAゲノムは **AGCU**（アデニン，グアニン，シトシン，ウラシル）という四つの塩基の組合わせで成り立っています。図5・2とその

説明文をしっかり読んでください。ウイルスもどんな生物も四つの塩基の組合わせで成り立っているのです。図5・3は，新型コロナウイルス，エボラウイルス，インフルエンザウイルスのRNAゲノムの一部です。どのウイルスも四つの塩基でつくられていますが，その並び方はまったく異なります。塩基配列を明らかにできると，他のウイルスと比較ができるようになり，どのウイルスと近縁かがわかります。塩基配列を決定するためには，**DNAシーケンサー**という機械が必要です。日本語でいうと，DNAの塩基配列解析装置です。RNAとDNAの構造上の違いは，RNAではAGC**U**の四つの塩基が並んでいるのに対して，DNA

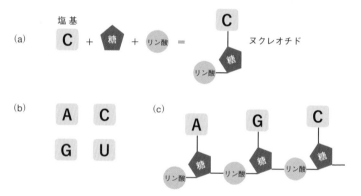

図5・2 **ゲノムって何？** (a) まず物質名を覚えてください。**塩基**，**糖**，**リン酸**です。この三つが結合したものを**ヌクレオチド**といいます。ヌクレオチドはゲノムを語るうえで重要な単位（かたまり）になります。(b) 次に塩基について説明します。RNAゲノムをつくっているヌクレオチドの塩基はA（アデニン），G（グアニン），C（シトシン），U（ウラシル）の4種類です。糖とリン酸は1種類です。(c) RNAゲノムは4種類のヌクレオチドが糖とリン酸でつながったものです。図ではA–G–Cとつながっています。新型コロナウイルスはこれらの4種類のヌクレオチドが約3万個つながったゲノムをもっています。

(a) 新型コロナウイルス（MT188341）

AGAUCUGUUCUCUAAACGAACUUUAAAAUCUGUGUGGCUGUCACUCGGCUGCAUGCUUAG

(b) エボラウイルス（FJ217162）

CGGACACACAAAAAGAAAGAAGGUUUUUUGAUCUUUAUUGUGUGCGAAUAACUAUGAGGA

(c) インフルエンザウイルス（AF501235）

AUGGAGAAAAUAGUGCUUCUUCUUGCAAUAGUCAGUCUUGUUAAAAGUGAUCAGAUUUGC

図 5・3　ウイルスたちのゲノム　　新型コロナウイルス，エボラウイルス，インフルエンザウイルスのゲノムの端から 30 塩基を書き出してみました。どのウイルスゲノムも A，G，C，U の四つの塩基がつながっていることがわかります。そして，ウイルスによって四つの塩基の並び方はまったく違うことがわかります。カッコ内は GenBank という遺伝子登録機関の登録番号を示しています。インフルエンザウイルスはヘマグルチニン遺伝子のゲノムです。

では AGC T の四つの塩基で構成されていることです。T はチミンで U の代わりです。ヌクレオチドの糖も DNA と RNA は違うのですがここでは無視してもかまいません。塩基配列を決定するときには RNA を DNA に変換するので，DNA シーケンサーを使うのです。

● 遺伝子を網羅的に検出する

　未知のウイルスが原因と目星がついたら，やるべきことは次の三つです。1）**ウイルス分離**（後述），2）**電子顕微鏡**で観察すること，3）**次世代シーケンサー**でウイルスのゲノムを発見すること。これまでは，1，2，3 の順に実施するのが普通でした。しかし，近年，次世代シーケンサーの普及により，緊急を要する場合には 1 と 2 を飛ばして，いきなり 3 に進むことができるように

なりました。

　武漢大学の共通機器室を調べると，次世代シーケンサーがあることがわかりましたので，あなたは3の案を提案します。しかし，隣にいた若い医師は次世代シーケンサーが何なのかさっぱりわからないと言っています。そこで，次世代シーケンサーがすごく便利な機器であることを説明しながら解析を進めることにしました（図5・4）。

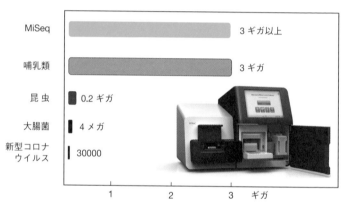

図 5・4　次世代シーケンサーの能力　　私の研究室で所有しているイルミナ社の MiSeq（写真）は，1回の解析で3ギガ以上の遺伝子を解読できます。ヒトのゲノムは約3ギガ，大腸菌は4メガです。1塩基に対して，1メガは100万，1ギガは10億になります。新型コロナウイルスのゲノムは約3万塩基で構成されています。MiSeq という機器を用いれば，新型コロナウイルスのゲノムは確実に解読できることがわかります。［写真：© 2020 Illumina, Inc. All rights reserved］

● 次世代シーケンサーは平等主義

　次世代シーケンサーはゲノムを網羅的に解析できる機器です。次世代というからには，前の世代があるはずです。前の世代は**サ**

ンガー法といって，特定のゲノムを1週間かけて1000個くらいの塩基を読んでいく方法です（ここでは省略します。興味のある方は教科書やインターネットで調べてください）。サンガー法も優れた方法なのですが，とにかく手間と時間がかかります。ところが2005年頃に登場した**次世代シーケンサー**はゲノム解析の風景をがらりと変えてしまいました。次世代シーケンサーは試験管の中にあるゲノムを分け隔てなく平等に片端から読んでいきます。しかも，大量に，短時間で。

　すごく大量のゲノムの配列を読むことができるのなら，謎の肺炎患者の咽頭拭い液の付着物からゲノムを取出して，次世代シーケンサーで解析すれば謎の病原体を特定できそうです。次世代シーケンサーはウイルスだけでなく細菌や細胞のゲノムも読むことができます（図5・4）。そして，大量に読まれたゲノムの配列データをコンピューターに移して，ウイルスの塩基配列だけを引張り出せばよいのです。

● ターゲットは RNA ウイルス

　解析方法の方針は決まりました。謎の肺炎患者の咽頭を綿棒で拭います。綿棒の先には咽頭の粘膜細胞や粘液が絡めとられます。この中に原因となるウイルスが存在すると予想されます。綿棒の先を滅菌した**リン酸緩衝生理食塩水**（**PBS**）の中でかきまぜて，付着物を浮遊させます。PBS は phosphate buffered saline の略で私たちの体にあるイオンが使われていて，しかも細胞と等張な（浸透圧が同じ）無色の液体です。ウイルスも綿棒から剝がれ落ちて PBS の中を漂うことになります。ここからウイルスの**ゲノムを抽出**することにします。抽出とは extraction の日本語訳

で，遺伝子だけを精製するとも言い換えることができます。さて，ウイルスは DNA ウイルスと RNA ウイルスに分けられます。DNA ウイルスはゲノムが DNA でできていて，RNA ウイルスはゲノムが RNA でできています。肺炎を起こす DNA ウイルスはほとんどないので，RNA ウイルスに標的を絞ることにしました。

● **RNA だけを取出す**

　ウイルスも細菌も細胞も核酸（RNA と DNA），タンパク質，脂質でつくられています。RNA だけを解析したいので，DNA，タンパク質，脂質が邪魔です。RNA を抽出するキットは数多く

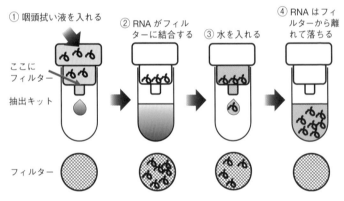

図 5・5　**RNA 抽出の方法**　　RNA を抽出するキットを使います。上は抽出キットの様子，下はフィルターの状況を描いています。① 新型コロナウイルスに感染した人の咽頭拭い液にタンパク質変性剤を入れてから，抽出キットに添加します。まだフィルターには RNA が付着していません。② 拭い液が滴下されるときにフィルターを通過します。RNA はフィルターに付着します。③ 抽出キットに水を加えます。RNA はフィルターから剥がれ落ちていきます。④ 下のチューブに RNA が回収されました。

の種類が販売されています。ここではフィルター式の抽出キット
を使うことにします。第8章でPCRの説明をしますが，実は
PCRを実施する前の段階でこのRNAを抽出するという作業が必
要になるのです。RNA抽出の手順を説明しましょう（図5・5）。
ポイントは，くっつけて放す，です。

　まず，① 邪魔なタンパク質を壊しましょう。ウイルス入りの
PBS溶液にタンパク質を変性させる界面活性剤などが入った液
を加えます。タンパク質は壊れてドロドロになります。ここで重
要なことは，ウイルス粒子の大部分はタンパク質でできているた
めにウイルス粒子も壊れることです。つまり，この時点でウイル
スは感染性を失うことになります。② この液体をフィルターに
通すと，RNAはフィルターに絡めとられますが，壊れたタンパ
ク質や脂質はフィルターを素通りします。RNAは高濃度の塩が
あるとフィルターに付着するという性質があります。そのため，
最初にタンパク質を壊した液体には高濃度の塩が含まれていま
す。③ フィルターからRNAを回収するときには，この現象を逆
に利用して，塩が含まれていない液体をフィルターに通すと，
④ フィルターからRNAが剝がれます。これでRNAを回収でき
ました。

● DNA を 壊 す

　回収した液体の中にはRNAだけが含まれているはずです。し
かし，どうやってもDNAも回収されてしまうのです。そうする
とDNAが邪魔ですね。DNAを取除くために酵素を使うことに
します（図5・6）。科学の実験はさまざまな武器のなかから，適
した武器を選んで使うセンスが必要です。DNAだけをバラバラ

に壊す武器（酵素）を使えば，RNA は無事なはずです。DNA 分
解酵素 **DNase**（ディーエヌアーゼ）は DNA を分解し RNA は分
解しません。一方，**RNase**（アールエヌアーゼ）は RNA を分解

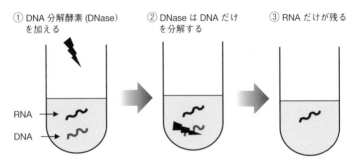

① DNA 分解酵素 (DNase)　　② DNase は DNA だけ　　③ RNA だけが残る
　を加える　　　　　　　　　　を分解する

図 5・6　**RNA だけにする操作**　　新型コロナウイルスのゲノムは RNA
です。図 5・3 で抽出した DNA と RNA の溶液中の DNA は邪魔です。
① DNA 分解酵素（DNase）を加えると，② DNase は DNA だけを分解
します。③ これで RNA の溶液が得られました。

して DNA を分解しません。**アーゼ**という聞きなれない用語が出
てきました。これは分解酵素と訳されます。次の章ではプロテ
アーゼという用語が出現します。プロテイン（タンパク質）を分
解する酵素のことです。RNase はいたるところにあります。汗
の中にも大量に含まれています。RNA は壊れやすい，というこ
とを聞いたことがありませんか？ RNase が付いている器具で
RNA を抽出するとすぐに壊れてしまいます。一方，DNase は汗
の中に含まれていませんし，反応条件が厳しいのです。たとえ
ば，特殊なイオンを必要とし 37 ℃ で反応させます。このように
回収した液体に DNase を入れて，DNA を壊しました。これで，
次世代シーケンサーで解析するための RNA が調製できました。

● そして次世代シーケンサー

　次世代シーケンサーでRNAを解析するためには，RNAを
DNAにする必要があります。ややこしいですね。その理由は，
次世代シーケンサーがDNAを解析する装置だからです。もとも
とはヒトのゲノムDNAの塩基配列を明らかにするために発明さ
れた**ハイスループットシーケンサー**です。ハイスループットシー
ケンサーは次世代シーケンサーを表現するときによく使われる用
語です。大量の遺伝子解析を一度に行ってしまう，と理解してく
ださい。次世代シーケンサーにもいろんな種類があります。ここ
にはあなたが東京化学同人大学で使っているのと同じ機器がある
ので，ラッキーでした。

　一気に次世代シーケンサーで解析してしまいましょう。RNA
をDNAにするには**逆転写酵素**を使います。DNAからRNAをつ
くることを**転写**といいます。今回はRNAからDNAをつくるの
で**逆転写**といいます。逆転写酵素は**レトロウイルス**がもっている
ものを利用します。レトロウイルス科のウイルスにはHIV（ヒト
免疫不全ウイルス）やヒト成人T細胞白血病ウイルスなどがあ
ります。一度感染すると，ウイルスのゲノムが細胞のゲノムに入
り込んでしまうのでやっかいなウイルスです。細胞ゲノムへの侵
入の方法を簡単に解説します（図5・7）。レトロウイルスのゲノ
ムはRNAです。細胞ゲノムはDNAでできていますので，RNA
ゲノムをDNAに変換しなければなりません。そこで，レトロウ
イルスがもつ逆転写酵素というRNAからDNAへ変換する酵素
を使ってDNAにしてから，感染細胞のゲノムの中に組込みます。
このレトロウイルスの逆転写酵素は研究用試薬として手に入りま
す。

　今回抽出した RNA を逆転写酵素によって DNA にしたら，その両端に特殊なタグを付けて，プレートに貼り付けます。これを次世代シーケンサーに設置します。次世代シーケンサーの中では，塩基を一つ一つ読んでいきます。

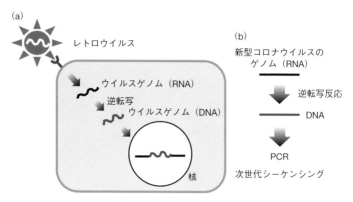

図 5・7 レトロウイルスの逆転写　　（a）レトロウイルスは細胞に感染後，自分の逆転写酵素を使ってゲノム RNA からゲノム DNA へと変換します。ゲノム DNA は核へ侵入し，細胞のゲノムの中に挿入（インテグレーション）されます。レトロウイルスは自分で挿入する酵素（インテグラーゼ）をつくるので挿入が可能になります。（b）新型コロナウイルスに感染した人の咽頭拭い液から RNA を抽出し，レトロウイルスの逆転写酵素（市販）を使って DNA に変換します。DNA に変換する理由は，次世代シーケンサーは DNA を解析する機器であり，PCR の *Taq* ポリメラーゼ（第 8 章参照）は RNA を増幅することができず，DNA だけを増幅できるからです。

● **次世代シーケンサーの原理**

　次世代シーケンサーの中では何が起こっているのでしょうか。この原理を説明するとかなりのページ数を要してしまいます。したがって，今回は泣く泣く説明を割愛させていただきます。ご興

味のある方は積極的にインターネットなどで調べてみてください。

● 遺伝子解析をやってみよう

　次世代シーケンサーの解析をスタートした翌日に結果が出ました。なんと速いことでしょう。寝ている間に次世代シーケンサーは働いていてくれたのです。1000万個の遺伝子データをコンピューターに移します。すると、次のような配列がありました[1]。10塩基ごとにスペースが一つ入っています。

```
tcttgacatt acaccatgtt cttttggtgg tgtcagtgtt ataacaccag
gaacaaatac ttctaaccag gttgctgttc tttatcagga tgttaactgc
```

　1日中この配列を眺めていても、何を意味するかはわかりません。そこで、次のBlastというサイトを立ち上げます（図5・8）。

https://blast.ncbi.nlm.nih.gov/Blast.cgi?PROGRAM=blastn&PAGE_TYPE=BlastSearch&LINK_LOC=blasthome

　簡単なので一緒に解析してみましょう。普段使っているインターネットに接続できるパソコンを用意してください。左上に白いボックスがあります（図5・8の①；図では赤枠で示しました）。ここに上の塩基配列をコピーペーストしてみてください（②）。そして、一番下の {blast} ボタン（③）を押してください。これだけです。簡単すぎて拍子抜けでしょう。しかし、最先端で活躍している研究者と同じことをしているのです。このサイトの混み具合にもよりますが、通常1分以内に、この塩基配列が何かという答え（図5・9④）が返ってきます。リクエストが混んでいると時間がかかる場合があります。一番上に表示された配列は

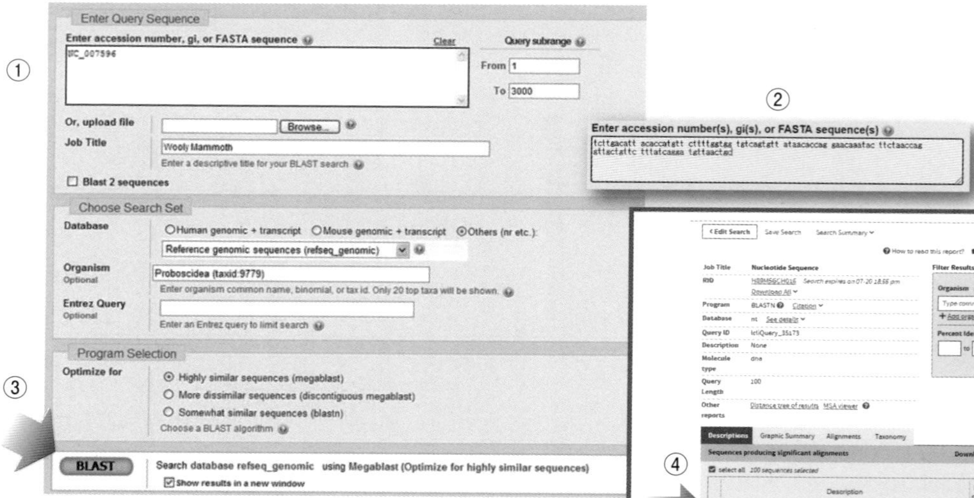

▲図 5・8 BLAST の画面を開く 左上の赤で示したボタンを入れた（2）。③の BLAST ボタンを押す。
クス（①）の中に次世代シーケンサーで得られた塩基配列

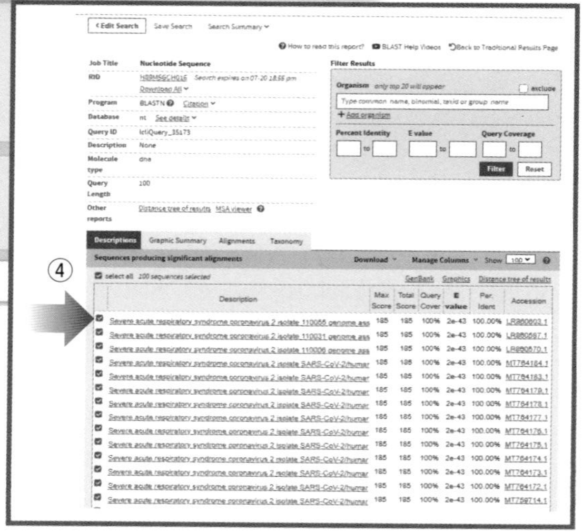

▶図 5・9 BLAST の結果 ④ をクリックすると詳しい情報が得られます。

これです。

　　　Severe acute respiratory syndrome coronavirus 2 isolate

　（新しい遺伝子が登録されると必ずしも上記の配列が 1 番上にくるとは限らず，次々更新されることに注意してください）

　この塩基配列の正体は，SARS–CoV–2（新型コロナウイルスの学名）の遺伝子配列と 100％一致していたことがわかります。

●未知のウイルスの正体は

　今回は 2019 年 12 月に武漢市で未知のウイルスの解読をしているので，その時点では未知のウイルスです。したがって，本当はSARS–CoV–2（新型コロナウイルス）はヒットしてきません。新型コロナウイルスに近縁な SARS–CoV やコウモリのコロナウイルスが 100％の一致率ではないものの，表示されてくるはずです。そこで，これはコロナウイルスだ！　と気がつくわけです。そして，1000 万個の遺伝子のなかからコロナウイルスに近いものを取出してつなぎ合わせます。運がよければ，新型コロナウイルスのゲノムの全長が明らかになるはずです。

　なんと，あなたは患者からサンプリングしてからわずか 1 日で謎の肺炎の原因ウイルスを突き止めることができたのです。実際に，SARS のときには次世代シーケンサーが普及していなかったのでゲノムの全長を解読するのに 1 カ月を要しましたが，今は短時間で全貌が明らかになる時代になっているのです。

　未知のウイルスを発見するプロセスを読んでみて，難しいと思いましたか？　簡単と思いましたか？　それぞれのステップには確立されたプロトコールが用意されています。それを組合わせて，いかに正解に早く近づくかが勝負です。

66

● ウイルスを分離する

　この章では，未知のウイルスを発見するために三つのステップを行うことを書きました。次世代シーケンサーはステップ3でした。ステップ1のウイルス分離について説明を加えておきましょう。

　ウイルス分離とは，培養細胞を使って生体からウイルスを分離する作業です。つまり，ウイルスを手中に収めるのです。今回は咽頭からサンプリングしました。咽頭には細菌がいっぱい存在しています。いま，あなたが欲しいのは細菌ではなくウイルスです。そこで，直径 0.22 μm の穴が無数にあるフィルターを用意し

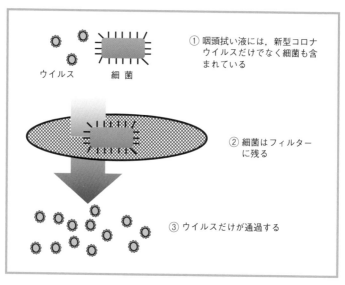

① 咽頭拭い液には，新型コロナウイルスだけでなく細菌も含まれている

ウイルス　　細菌

② 細菌はフィルターに残る

③ ウイルスだけが通過する

図 5・10　ウイルスと細菌を分ける　　② のフィルターには無数の穴が開いています。その穴の直径は 0.22 μm です。それよりも大きい細菌は通過できませんが，それよりも小さいウイルスは通過できます。

ます（図 5・10）。ほとんどの**ウイルスの直径**は 0.03 μm から
0.2 μm の間です。一方，ほとんどの細菌は 1 μm 以上の大きさで
す。この大きさの差を利用して，拭い液の付着物を浮遊させた
PBS 溶液を 0.22 μm の穴のフィルターを通すことにより，細菌は
フィルターにトラップされて，ウイルスはフィルターをすり抜け
ます。粘膜細胞などもフィルターにとらわれることになります。
このようにして，無菌的にウイルスが含まれていると考えられる
液体を得ることができます。この液体を培養細胞に添加すると，
ウイルスが細胞に感染して増殖するわけです。

● **ウイルス分離こそ重要**

　ウイルスを研究するときに，ウイルス分離は最も重要なステッ
プといえます。次世代シーケンサーの普及により，多くの研究者
がウイルスの正体を明らかにできるようになりました。その一方
で，ウイルス分離を行わない研究者が増えてしまったのも事実で
す。ウイルスを分離するということは，ウイルスが取扱いやすく
なるということです。つまり，細胞や動物への感染実験が可能に
なるので，ウイルスの性状や病原性を解明できるのです。そし
て，治療薬やワクチン開発へとつながるのです。第 4 章でフェ
レットや猫への感染実験の論文を紹介しました。その実験では分
離したウイルスを動物に感染させています。ウイルス分離をしな
いウイルス学は塩基配列の比較だけで終わりますが，ウイルス分
離をすると幅広い研究や開発が可能になるのです。

● **この章のまとめ**

　あなたは 2019 年 12 月に武漢市で謎の肺炎患者から新型コロナ

ウイルスを発見しました。このように患者の検体から RNA を抽出して，次世代シーケンサーを使って解析する，というシンプルな方法で重要なウイルスを発見できます。しかし，古典的ではありますが，ウイルス分離はその後の研究に重要な役割を果たします。

　次の章では，分離したウイルスが細胞に感染していく様子を，あなたがウイルスになって体験してみましょう。

未知のウイルスを発見できる RDV 法

　2003 年，SARS が世界を駆け巡ったときも連日ニュースになっていました。新型コロナウイルスに比べると SARS は短期間で終息しました。その当時，もし次の新興ウイルスが出現したら，どのような方法で発見したらよいのだろうと考えていました。今は次世代シーケンサーが普及していますので，短期間に新しいウイルスを発見することは難しいことではありません。次世代シーケンサーが普及し始めたのが 2005 年頃です。まだ，それほど日本に次世代シーケンサーが普及していなかった頃，私は別の方法で新しいウイルスを発見する方法を開発しました。2007年 2 月に，RDV 法（Rapid determination system of viral RNA）として論文発表しました[2]。この方法で多くの新しいウイルスを発見できました。今では私も次世代シーケンサーを使っていますが，酵素の特性を生かしながら一つ一つの反応を丁寧に行うようにデザインした RDV 法を使って，新しいウイルスを発見したときの高揚感は何物にも代えがたいものでした。

新型コロナウイルスが　　　　　細胞に感染するまで

● ウイルスの目的は何か

　新型コロナウイルスのおもな侵入経路は鼻と口です。この章では，新型コロナウイルスがどのように感染していくかをウイルスの視点で体験してみましょう。

　生物学的にはウイルスは生物ではありません。だから，ウイルスには考える力はありません。でも，ウイルスには大きな目的があります。感染の拡大です。この目的のためにウイルスがどのような戦略をとっているのかを実感してみましょう。ウイルス目線で進行していきます。

● 飛沫の中の冒険

　40 代のサラリーマンのおじさんがくしゃみをしました。細かい唾（つばき）が飛んでいきます。この飛沫の中は粘液でベトベトです。僕たち新型コロナウイルスは，この飛沫（ひまつ）に守られて飛んでいきます。くしゃみの大きさによりますが，くしゃみの唾は2 m くらい飛びます。3 m 飛ばす人もいます。だから，僕たち新型コロナウイルスを他

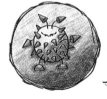

飛沫感染　　　　　空気感染

図 6・1

人に感染させたくなければ，くしゃみをするときにはマスクをしたり，手で押さえたりすることが大切なのです。

　飛沫の直径はふつう5 μm（マイクロメートル；1 μmは1/1000 mm）以上あります（図6・1）。僕たち新型コロナウイルスの直径は100 nm（0.1 μm）だから，50倍以上の大きさです。僕たちは巨大な飛沫に守られながら飛んでいきます。このような感染の仕方を**飛沫感染**といいます。ちなみに5 μm以下の場合には**飛沫核**といい，空気感染します。僕たち新型コロナウイルスは飛沫感染をすることは間違いないのですが，もしかしたら空気感染するかもしれません。ともあれ，飛沫は意外に巨大なので，弧を描いて地面に落下していきます。この間に，誰かに吸い込まれないと感染できないのです。

● 無事に着地

　ちょうど落下し始めるときに，30代のサラリーマンを発見！僕たちが感染していた40代のおじさんの部下のようです。うまく吸い込んでほしいものです。30代のサラリーマンは無防備にもマスクをしていません。僕たちを乗せた飛沫は運よくこの人の鼻に吸い込まれていきました。今までは他力本願で飛ばされてきたけれど，ここからは僕たちが自分で細胞に感染しなければなりません。うまい具合に深く吸い込んでくれたので，咽頭に着地できました。

　僕たち新型コロナウイルスは人間の体のどこにでも感染できるわけではありません。僕たちの仲間を乗せた飛沫はサラリーマンの左手の甲に着地したけれど，手の皮膚から感染することはできません。でも，手の甲で鼻を拭ったりすると，鼻の粘膜への感染

のチャンスが訪れます。手を洗ったり消毒してしまったら，手から落ちてしまいます。

● 効率の悪い感染

　咽頭の粘膜に着地した僕たちは感染できる細胞を探しています。ここで少しだけ脱線しますが，さっきから僕たちという複数形で話していますよね。ほとんどのウイルスは1000個から1万個に1個だけしか感染できないので，集団で行動しているのです（第4章を参照）。少数で感染できるといわれているノロウイルスでさえ，100個に1個だけ感染できるのです。だから僕たち新型コロナウイルスは一つの飛沫の中にたくさんの仲間と入り込んで飛んでいくのです。

　なんで，こんなに効率の悪い感染しかできないのでしょうか。いろいろな理由があります。一つの飛沫の中に1万個のウイルスが入っていても，全部が完成されたウイルスとは限りません。これらの中にはゲノムのないウイルスもいっぱいあると考えられています。また，咽頭に着地できても細胞に到達できないウイルスもいるかもしれません。人間たちは，1個のウイルスでもあれば感染できる，と大いなる勘違いをしているわけです。

● レセプターを探せ

　さあ，細胞に侵入してやるぞ！　でも，僕たち新型コロナウイルスはどんな細胞にも感染できるわけではありません。**鍵と鍵穴**の話を聞いたことはありませんか。僕たち新型コロナウイルスの表面に出ている突起(**スパイクタンパク質**)を「鍵」とします（図6・2）。それに対して細胞の表面には「鍵穴」があります。もち

ろん，鍵と鍵穴が合わなければドアを開ける（感染する）ことができません。僕たち新型コロナウイルスの鍵穴は**アンギオテンシン変換酵素 2**（angiotensin-converting enzyme 2: **ACE-2**）なのです。ほとんどのウイルスは 1 種類の鍵穴を開けて感染していくのですが，なかには麻疹(はしか)ウイルスのように複数の鍵穴を開けられるウイルスも存在しています。鍵穴はレセプター（受容体）といいます。

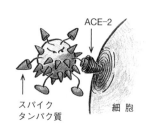

図 6・2

　鍵を開ける前に，ふだん ACE-2 が何をしているのかを簡単に解説しておきますね。2 という番号が付いていることからわかるように，ただの ACE もあるのですが，今回は省略します。ACE-2 は小腸，腎臓，精巣などに多く，副腎，直腸などには少なく存在しています。ACE-2 にはいろんな役割があると考えられています。血圧の上昇を抑制したり，心臓や肺を損傷から保護したりしているらしいのです。

● **もう一つ必要なアイテム**

　僕たち新型コロナウイルスの表面にあるスパイクタンパク質が，30 代サラリーマンの咽頭の細胞にあるレセプター ACE-2 にうまくはまりました。でも，これだけではあまりよく感染できないのです。なかなか一筋縄にはいきません。**TMPRSS2** という酵素が必要なのです。また，難しそうなものが出てきましたね。でも，僕たちのことを正しく知ってもらうためには避けて通れない道なのです（図 6・3）。TMPRSS2 は，transmembrane prote-

ase serine 2 の略称です。日本語では**II型膜貫通型セリンプロテ
アーゼ**といいます。ますますわからなくなってきましたね。用語
を分解して考えてみましょう。**プロテアーゼ**とはタンパク質分解
酵素のことです。セリンプロテアーゼとはタンパク質を分解する
ために一番重要な部分（**活性中心**といいます）にセリンというア
ミノ酸が含まれているタンパク質分解
酵素のことです。**膜貫通型**とは，この
分解酵素がフラフラ飛んでいかないよ
うに尻尾を細胞膜に固定しているタイ
プであることを示しています。これを
まとめると，TMPRSS2 は，尻尾を細
胞膜に固定して，セリンを活性中心に
配置したタンパク質分解酵素，である
ことがわかります[1]。

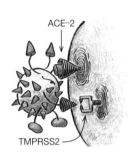

図 6・3

● アイテムを使って一気に感染

　僕たち新型コロナウイルスのスパイクタンパク質が ACE-2 に
結合すると，TMPRSS2 が近寄ってきました。そして，スパイク
タンパク質の一部を分解してくれました。分解というと悪いイ
メージかもしれませんが，僕たちのスパイクタンパク質は TM-
PRSS2 に分解されると活性化されるのです。急に元気になった
僕たちは一気に細胞の中に侵入していきます。侵入の仕方は僕た
ちの膜と細胞膜を融合させて，細胞質の中へウイルスゲノムを放
り込みます。

　僕たち新型コロナウイルスだけでなく，仲間の SARS-CoV や
MERS-CoV，風邪の原因のヒトコロナウイルス（229E，OC43，

HKU1）でも TMPRSS2 を使っていることがわかっています。ほかにも，インフルエンザウイルス，センダイウイルス，ヒトパラインフルエンザウイルス，ヒトメタニューモウイルスも TMPRSS2 を利用しています。どうやら，肺に感染するウイルスは共通して TMPRSS2 を使って侵入しているようですね。

コロナウイルス誕生の秘密

　新型コロナウイルスの祖先は約1万年前（紀元前 8000 年）に誕生したという説があります。これは変異のスピードから計算された予測であり，当然誰も確かめることはできません。紀元前3000 年前後に新型コロナウイルスが属しているベータコロナウイルスができあがったといわれています。

　風邪のコロナウイルスはいつごろ誕生したのでしょうか。ヒトコロナウイルス NL63 は 1200 年頃（鎌倉時代），229E は 1800年頃（江戸時代），OC43 は 1900 年頃（明治時代）に誕生したらしいのです。コロナウイルスが1万年前に誕生したのに，現存しているヒトコロナウイルスは意外にも近年に誕生したと思いませんか？ ヒトコロナウイルスは 1965 年に初めて発見されました。それから 10 年間で 31 のヒトコロナウイルスが分離されました。同じコロナウイルスをカウントしていた可能性がありますが，おそらく 10 種類くらいのヒトコロナウイルスがあったと考えられます。しかし，これらの名もないヒトコロナウイルスはほとんど残っていません。これらのことを総合的につじつまを合わせて説明することはできません。想像をたくましくして考えると，ヒトコロナウイルスは強毒ウイルスとして誕生し，だんだん弱毒化していき，数百年で消滅する運命にあるのかもしれません。

● TMPRSS2 を阻害する治療薬

　ところが人間も頭を使って治療薬を開発してきます。急性膵炎の治療薬として使われている**ナファモスタット**や**カモスタット**はTMPRSS2 の働きを止めることが知られています。僕たち新型コロナウイルスは TMPRSS2 の助けがないと細胞に侵入しにくくなるので，これらは非常に迷惑な薬です。

　僕たち新型コロナウイルスが急に登場し感染を拡大したことで，人間たちはこれまで別の目的で使われていた治療薬を急遽適用する試みを始めました。ナファモスタットやカモスタット，マラリアの治療薬**ヒドロキシクロロキン**などです。これを**ドラッグリポジショニング**といいます。これらの薬は安全性や体内動態（薬の吸収・代謝・分布・排泄）がわかっている承認薬なので，すぐに僕たち新型コロナウイルス感染症の患者にも使えることが特徴です。もし，次に僕たちとは別のウイルスが出てきてもこのような使い方をされると思うので，要注意です。

● もう一つの侵入経路

　僕たち新型コロナウイルスにはもう一つの侵入経路があります。一つの経路だけでは心もとないので。**エンドサイトーシス**といいます。どんどん新しい用語が出てきますね。これも多くのウイルスが利用していますので，ぜひとも覚えておいてください。

　僕たち新型コロナウイルスは ACE-2 を発見すると結合することはすでに書きました。近くに TMPRSS2 がいるときにはスパイクタンパク質を切ってもらって元気になり，細胞に侵入できます。しかし，TMPRSS2 がいないときには，細胞がもっている物

76

質の取込みシステムに乗っかります。これがエンドサイトーシスです。ふだん細胞はさまざまな物質を取込んで、成長するための栄養にしています。これを利用してやろうというわけです。

● エンドソームとリソソーム

　僕たち新型コロナウイルスは ACE-2 を介して細胞膜と融合して、細胞の内側にあるエンドソームの中に入り込みます（図6・4）。巨大な球形のエンドソームの中に僕たちがすっぽり入っている状態です。エンドソームは細胞膜の内側から中心部に向かって進みます。エンドソー

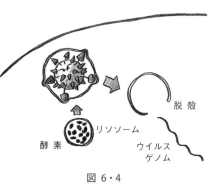

図 6・4

ムはなかなか賢くて、もし不必要な物質を取込んでしまったら、細胞内のリソソームと結合します。リソソームはその中にタンパク質分解酵素などを含んでいて、エンドソーム内の不必要な物質を壊します。この場合のタンパク質分解酵素は容赦なくタンパク質を壊していくから危険です。

　リソソームの中にあるタンパク質分解酵素は酸性のときに働くという性質があります。だから、エンドソームは細胞膜の内側から中心に向かうにつれてその内部を酸性にしていきます。僕たち新型コロナウイルスはこの酸性化も利用してしまいます。おっとその前に、なぜ酸性になるかというと、エンドソームの膜にはプ

ロトンポンプというイオンを出し入れするポンプがあり，これが酸性の状況をつくりだすわけです。

● さあ，細胞質の中へ

　エンドソームの中が酸性になっていくということは，もうすぐリソソームがやってきて僕たちは分解されてしまうことを意味しています。そこで，僕たち新型コロナウイルスは酸性になるとエンドソームの膜と融合するという性質を獲得しました。僕たちの膜とエンドソームの膜が融合すると，僕たちの中身が細胞質に向かって開かれます。そして，僕たちのゲノムが細胞質の中へ侵入していくのです。この過程を**脱殻**（アンコーティング）といいます。

● この章のまとめ

　新型コロナウイルスは飛沫感染します。鼻から肺のどこかに付着すると，ウイルスの表面のスパイクタンパク質と細胞側のレセプター ACE-2 が結合します。細胞表面に TMPRSS2 というタンパク質分解酵素がある場合には，スパイクタンパク質が切断されて活性化し，細胞に侵入していきます。もし，TMPRSS2 がない場合には，エンドサイトーシスというシステムに乗っかって細胞に侵入します。いずれの場合にも，ウイルスのゲノムを細胞質に放出することが目的です。

　次の章では，新型コロナウイルスが細胞内でどのように複製し，ウイルス粒子をつくっていくかをみていきます。

78

焦らず研究することも大事

　新型コロナウイルスは変異の修復酵素をもっているので，劇的な変異を起こさないと考えられています。しかし，コウモリから野生動物や人に感染できるようになったのは，その時点でスパイクタンパク質に変異があり，人の ACE–2 レセプターに結合しやすくなったからと考えられます。一般に変異というと，ものすごいことが起こっているように考えてしまうのですが，実際には数個のアミノ酸が変わるだけの話です。そうでなければ，コロナウイルスが 1 万年も存続するはずがありません。すぐに別のウイルスに変わってしまうはずです。新型コロナウイルスについてはさまざまな型があると報告されています。たとえば，欧州型とされる D614G などです[2]。しかし，この短期間でそれほど多くの変異は入っていません。流行するウイルスの変異の解析はもう少し長い期間を対象として，じっくりと行うべきなのです。その一方で，現在の変異を情報として発表し蓄積していくことは非常に重要です。

▶▶▶ 第 7 章のアマネコ教授

　「アマネコ」は，江戸時代に疫病を予言したといわれるアマビエと，ネコを組合わせたものです。アマネコ教授はクチバシとウロコがあり 3 本足で立っています。月刊誌『現代化学』で新型コロナのニュースの解説者として活躍中です。ネコは新型コロナ終息のカギを握っています。アマネコ教授の活躍に，乞うご期待！　［写真：アマビエの木彫像］

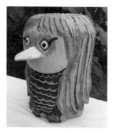

伊東静一　作

新型コロナウイルスは
どうやって増えるのか

　日本では新型コロナウイルスの感染拡大に伴い，アマビエという妖怪が登場しました。新型コロナウイルス感染症の終息を願い，お菓子や絵本などのアマビエグッズが売れました。ここでは，アマビエならぬアマネコ（アマビエ + ネコ）を登場させましょう。第4章では猫が新型コロナウイルス感染症終息のカギを握ることをお話ししてきました。そこでこの章では，救世主として「アマネコ教授」に登場してもらい，「あなた」の質問に答えてもらいながら，新型コロナウイルスの増殖の方法やどのように薬が効くのかを学んでいきましょう（前ページ下もご覧ください）。

　前著『新型コロナウイルス—脅威を制する正しい知識』の第2章「新型コロナウイルスのやさしいウイルス学」が難しかったという読者の皆様のご意見を多数いただきました。これを反省し，この章では新型コロナウイルスのウイルス学をしっかりと理解していただくことを目的としています。なお，わかりやすく解説するために，科学的事実とは少し異なる場面があることをお許しください。

・・・・・・・・・・・・・・・・・・・・・

　ここは東京化学同人大学 獣医学部 ウイルス学研究室です。武漢市ではこの研究室の准教授が新型コロナウイルスの研究を継続

しています（第5章）。「あなた」はこの研究室に配属された獣医学部の4年生とします。卒業後は動物のお医者さんとして働きたいという夢があります。この研究室のボスは「アマネコ教授」です。あなたは教授室のドアをノックして，ウイルスの複製についてアマネコ教授に教えてもらおうとしています。

● リボソームはタンパク質合成工場

あなた　教授，新型コロナウイルスの論文を読んでいたのですが，このウイルスが細胞の中でどうやって増えていくのか，よくわかりません。教えていただけませんか？

アマネコ教授　勉強熱心だね，午後1時からの会議までに時間が

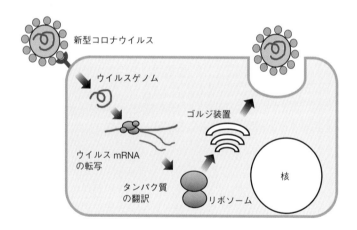

図7・1　新型コロナウイルスの細胞内複製　新型コロナウイルスが細胞のレセプターに結合して細胞内に侵入します（第6章）。ウイルスゲノムはポリメラーゼ複合体により複製され，mRNAを合成して，ウイルスのタンパク質をつくります（図7・3〜図7・6）。これらのタンパク質はゴルジ装置でウイルス粒子になり細胞外へ放出されます。

あるから，そのソファーにおかけなさい。

あなた　ありがとうございます。よろしくお願いします。

アマネコ教授　基本的なところからいきますよ。まず，ウイルス
　が細胞内で自分のコピーをつくっていくことを**複製**といいま
　す。英語ではレプリケーション，複製品をレプリカっていうで
　しょう。

あなた　はい。

アマネコ教授　新型コロナウイルスがゲノムを細胞内に侵入させ
　る方法については先日教えたけど，覚えていますか（第6章を
　参照）。エンドサイトーシスで細胞内に放出されたウイルスの
　ゲノムは，**リボソーム**まで泳いで行きます（図7・1）。リボ
　ソームというのは細胞の中でタンパク質を合成する工場だとい
　うことは知っていますね。ウイルスを複製するためには，ま
　ず，**ポリメラーゼ**というタンパク質が必要なのです。また，新
　しい用語が出てきましたね，ポリメラーゼとは**ウイルスのゲノ
　ムを複製したり，mRNA**（メッセンジャー RNA）**をつくった
　りするために必要な酵素**だと覚えておきましょう。

あなた　新しい用語のオンパレードですね。

といいながら，あなたはアマネコ教授の解説をノートに書き記す
のでした（図7・2）。

● せっせと鋳型をつくる

　窓の外では木々の緑が初夏の風に揺れています。そんなさわや
かな季節にはウイルス複製のメカニズムを理解することは似つか
わしくないかもしれません。しかし，秋がくる前にこれを理解し

ておけば，冬の新型コロナウイルスの流行前に治療薬の候補を見
つけられるかもしれない，というあなたのひそかな想いがありま
す。まだ学生ですが，そんな強い想いがあります。

アマネコ教授　mRNA は**タンパク質の設計図**のようなものです。
　リボソームは mRNA に書いてある暗号を読み解きながらタン
　パク質を合成していきます。ここまでをまとめますね。細胞内
　に侵入した新型コロナウイルスのゲノムはリボソームでポリメ
　ラーゼをつくります。ここまではいいですね。
あなた　完璧です。
アマネコ教授　まだまだ用語が出てきます。新型コロナウイルス
　のゲノムは**プラス鎖の RNA** ゲノムです（図 7・3）。RNA でで
　きたゲノムです。それに対して，ヘルペスウイルスは DNA で
　できたゲノム，DNA ゲノムです。プラス鎖について説明しま

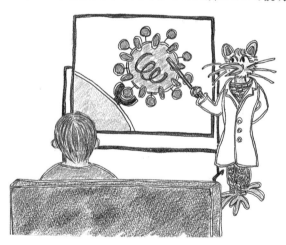

図 7・2　アマネコ教授

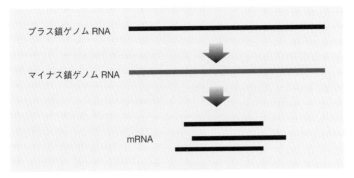

プラス鎖ゲノム RNA

マイナス鎖ゲノム RNA

mRNA

図 7・3　新型コロナウイルスの複製（概略図）　ウイルスゲノムはプラス鎖 RNA です。まず，プラス鎖 RNA を鋳型としてマイナス鎖 RNA をつくります。次にマイナス鎖 RNA を鋳型としてプラス鎖 RNA や mRNA をつくります。

すね。リボソームでタンパク質を合成できる RNA をプラス鎖の RNA といいます。mRNA もプラス鎖です。

あなた　そうすると，マイナス鎖という用語もあるのでしょうか？

アマネコ教授　そのとおりです。**マイナス鎖の RNA** とは，プラス鎖の逆側の RNA です。プラス鎖 RNA とマイナス鎖 RNA は対になっています。プラス鎖 RNA をつくるときにはマイナス鎖 RNA をもとにします。マイナス鎖 RNA はプラス鎖 RNA をもとにつくられます。つまり，お互いの鋳型になっているわけです。図 7・3 では，プラス鎖 RNA を黒線，マイナス鎖 RNA を赤線で描いてあります。

あなた　わかりました。それでは，ポリメラーゼは何をするのでしょうか？

アマネコ教授　ポリメラーゼはプラス鎖 RNA からマイナス鎖

RNA をつくります。ポリメラーゼはこのマイナス鎖 RNA を鋳型として大量のプラス鎖 RNA もつくります。プラス鎖 RNA はウイルスゲノムなので大量に合成する必要があるのです。

● **ウイルス粒子をつくるためのパーツ**

あなた　ゲノムは大量にできるけど，それだけではウイルス粒子はできませんね。

アマネコ教授　そうです。では，ウイルス粒子をつくるために何が必要ですか？

あなた　うーん，スパイクタンパク質でしょうか。

アマネコ教授　スパイクタンパク質も必要ですね。そのほかには？

あなた　わかりません。教えてください！

アマネコ教授　新型コロナウイルスの目的は細胞の中で自分の子孫ウイルスを増やすことです。そのためにはウイルス粒子に必要なパーツをつくらなければなりません。新型コロナウイルス粒子のパーツはたったの五つです（第1章，図1・2）。**スパイクタンパク質**，**メンブレンタンパク質**，**エンベロープタンパク質**，**ヌクレオキャプシドタンパク質**，そして**ウイルスゲノム**です。

あなた　わかってきました。そうすると，ゲノムはマイナス鎖 RNA から大量につくられたので，次は四つのタンパク質をつくるのですね。

アマネコ教授　そのためにポリメラーゼは次に何をしたらよいのでしょうか。これまでの会話の中にヒントがありましたよ。

あなた　えーっと，ポリメラーゼはウイルスのゲノムを複製したり mRNA をつくる，とメモしてありますので，**mRNA をつくる**のですね。

アマネコ教授　正解です。大量の mRNA をつくって，大量のタンパク質をつくるのです。

　教授室のドアの外にはこの研究室の居室があります。学生たちが研究の話をしています。秋には実験結果をまとめて卒業論文を書かなければなりません。毎年，このころから学生たちの目の色が変わってきます。今年は緊急事態宣言を受けて東京化学同人大学の研究も 2 カ月間ストップしました。学生たちはこの間できなかった実験の穴を埋めるためにがんばっているのです。

● きっかけをつくる「リーダー RNA」

アマネコ教授　私たちの体の細胞では，mRNA は核内の DNA ゲノムからつくられます。一方，新型コロナウイルスが増える場所は細胞質です。新型コロナウイルスはマイナス鎖 RNA から mRNA をつくります。mRNA をつくる作業を**転写**といいます。転写は transcription の日本語訳です。ここでは転写と覚えておいてください。新型コロナウイルスはちょっと奇妙な転写をします。

あなた　いよいよ新型コロナウイルスの特徴が出てきたということですね。

アマネコ教授　そうですね。それでは，奇妙な転写を説明していきましょう（図 7・4）。**マイナス鎖 RNA の左端**，これを **3′ 末端**といいますがここでは左端とよぶことにします。ここからおよそ 70 個の塩基からなる**リーダー RNA** が転写されます。塩基はわかりますか？

あなた　遺伝子は AGCT の四つの**塩基**の組合わせでできていま

す。これは DNA の場合です。RNA では AGCU の四つの組合
わせですね。どんなに長い遺伝子でもこの四つの塩基がつな
がってできています。

アマネコ教授　そうです。リーダー RNA は AGCU という四つの
塩基が組合わさってできている RNA といえます。さきほど,

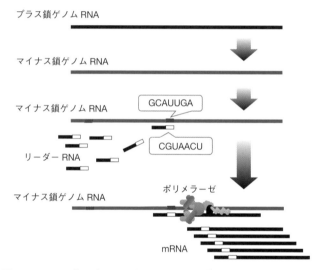

プラス鎖ゲノム RNA

マイナス鎖ゲノム RNA

マイナス鎖ゲノム RNA　　GCAUUGA

リーダー RNA　　CGUAACU

マイナス鎖ゲノム RNA　　ポリメラーゼ

mRNA

図 7・4　リーダー プライムド トランスクリプション　　新型コロナウ
イルスは細胞に感染すると, ウイルスゲノム RNA (プラス鎖) からマ
イナス鎖ゲノム RNA を合成します。マイナス鎖ゲノム RNA の左端の部
分から短いリーダー RNA が大量に合成されます。リーダー RNA の右側
部分には CGUAACU という配列があります (ここでは仮に CGUAACU
としました)。一方, マイナス鎖ゲノム RNA 上には GCAUUGA という
配列があります。第 8 章をご覧ください。A と U, G と C はペアをつく
ります。したがって CGUAACU と GCAUUGA はペアをつくります。こ
の部分でリーダー RNA はマイナス鎖ゲノム RNA に結合します。そこに
ポリメラーゼ複合体 (図 7・6) が結合して mRNA の合成を開始します。
これはわかりやすく説明するモデルです。ほかの説もあります。

マイナス鎖 RNA は鋳型といいました。マイナス鎖 RNA の左
端はリーダー RNA の鋳型として機能しているのです。

あなた　先生，リーダー RNA の役割は何ですか？

アマネコ教授　リーダー RNA は新型コロナウイルスの **mRNA を
つくるきっかけをつくります**。新型コロナウイルスは何種類の
mRNA をつくると考えられますか？

あなた　えーっと…

アマネコ教授　図 7・5 をみてください。11 種類つくると考えら
れています。

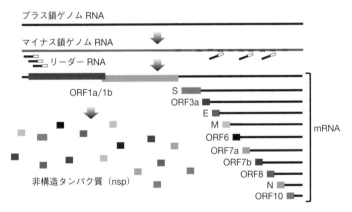

図 7・5　**新型コロナウイルスの複製**（詳細図）　これは図 7・4 の詳細
図です。プラス鎖 RNA ゲノムからマイナス鎖 RNA ゲノムが合成され，
マイナス鎖 RNA ゲノムから大量のリーダー RNA が合成されます。リー
ダー RNA はマイナス鎖ゲノムに結合し，11 種類の mRNA を合成しま
す。ORF1a/1b の真ん中で段差になっているところが，リボソーマルフ
レームシフトが起こる部分です。すべての mRNA は右側の方がそろっ
ています。これをネスティッドセット（入れ子構造）といいます。S は
スパイクタンパク質，E はエンベロープタンパク質，M はメンブレンタ
ンパク質，N はヌクレオキャプシドタンパク質です。

● いよいよ転写開始

アマネコ教授　ウイルスの mRNA をつくるために，リーダー RNA はマイナス鎖 RNA の特定の位置に結合します。もう少し，詳しく説明しますね。リーダー RNA の右端にはマイナス鎖 RNA 上にある各 mRNA の転写開始部位に**相補的**な部分があるのです。

あなた　先生，こんがらがってきました… 相補的とは何でしょうか？

アマネコ教授　それでは，もう少しほどいて説明しますね。転写開始とは，文字どおり転写のスタート地点です。相補的の考え方が難しいかもしれませんね。さきほど，マイナス鎖 RNA はプラス鎖 RNA の鋳型になる，といいました。たとえば，マイナス鎖 RNA 上に AGCU という配列があれば，プラス鎖 RNA は UCGA というようにつくられます。

あなた　そうか，A と U，G と C は対になっているのですね。

アマネコ教授　正解です。遺伝子の暗号は簡単です。A と U，G と C の組合わせだけを考えていればいいのです。この対を専門用語では相補的といいます。それでは，UCGCGGGGAGA-CAGA の対となる RNA の配列は何ですか？

あなた　AGCGCCCCUCUGUCU です。

アマネコ教授　正解です。話を新型コロナウイルスに戻しましょう。マイナス鎖上にある各 mRNA のスタート地点に，GCA-UUGA という配列があるとします（図 7・4）。リーダー RNA はこれをめがけて飛んできて，リーダー RNA の右端にある CGUAACU（仮の配列）という配列でここに結合するわけです。

あなた　それが mRNA を転写するきっかけになるわけですね。

アマネコ教授　リーダー RNA とマイナス鎖 RNA が結合すると，ポリメラーゼもここに結合して mRNA の転写を開始します。これをリーダー プライムド トランスクリプション（leader primed transcription）といいます。リーダー RNA に誘導される mRNA の転写，とでも訳しましょうか。この転写方法の大筋は正しいのですが，詳細については別の説もあります。ここでは最もわかりやすい説で説明してみました。

● 増えすぎたウイルスタンパク質

あなた　新型コロナウイルスは何かのきっかけがなければ mRNA をつくれない。これはたぶん私たちの体の細胞も同じことでしょうか。つまり，新型コロナウイルスではそのきっかけをリーダー プライムド トランスクリプションという方法で行っている，ということですか？

アマネコ教授　そうです。コロナウイルスはこんな感じで mRNA をつくっていると考えておいてください。mRNA ができると，どうなりますか？

あなた　mRNA はリボソームに行き，タンパク質をつくります。

アマネコ教授　正解です。ウイルスの粒子をつくるパーツとして，スパイクタンパク質，メンブレンタンパク質，エンベロープタンパク質，ヌクレオキャプシドタンパク質をつくります。一方で，マイナス鎖 RNA からはせっせとプラス鎖のゲノム RNA をつくっています。

あなた　教授，ちょっと質問です。今まで細胞の中では自分のタンパク質をつくっていたのに，新型コロナウイルスが感染してくると，ウイルスのタンパク質ばかりつくられてしまうことに

なると思います。こんな状況で細胞は何もしないのでしょうか？

アマネコ教授　たいへん良い質問です。細胞もインターフェロンをはじめとした防御態勢をとるのですが，最も重要なのは**アポトーシスによる死**です。

あなた　細胞が自ら死を選ぶということですね。

アマネコ教授　ウイルスが感染すると，細胞は意に反してウイルスのタンパク質を大量につくらなければならなくなります。しかし，ウイルスの驀進（ばくしん）は止めることができません。ウイルスのタンパク質はリボソームの足場となっている**小胞体**という貯蓄庫の中に入っていきます。小胞体がウイルスのタンパク質で満腹になると，これがストレスになり細胞はアポトーシスという死を決意します。そのほか，ウイルスが増えるいろいろな場面で細胞はアポトーシスを選ぶことができます。

ドアの向こうの議論は収まったようです。おそらく，それぞれの実験をするために実験室に向かったのでしょう。そして，もう一つ下の学年が午前の講義を終えて研究室に戻ってきました。またにぎやかになります。

● ウイルス粒子の放出へ

アマネコ教授　細胞がアポトーシスを選んでしまったら，新型コロナウイルスはタンパク質の合成を加速しなければなりません。ウイルスのタンパク質は小胞体からゴルジ装置へ運ばれていきます（図7・1）。ここで，スパイクタンパク質，メンブレンタンパク質，エンベロープタンパク質が組合わさってウイル

ス粒子をつくり始めます。ある程度の球形ができたら，ウイル
スのゲノムとヌクレオキャプシドタンパク質を中に入れて閉じ
ます。これで新型コロナウイルスの粒子が完成しました。

あなた　教授，**ゴルジ装置**って何ですか？

アマネコ教授　まだ説明していませんでしたね。ゴルジ装置には
いろいろな機能がありますが，この場合はスパイクタンパク質
に**糖鎖を付加する**のが，その役割です。つまりスパイクタンパ
ク質はタンパク質だけでなく糖もくっついていることになりま
す。ウイルスの粒子は細胞の表面まで運ばれて，細胞外へ放出
されていきます。

あなた　ウイルス放出までの旅，長かったです。

アマネコ教授　ウイルスはこれをだいたい 1 日かけてやるのです。
マウス肝炎ウイルスというコロナウイルスは 5〜6 時間でやり
遂げてしまいます。

● 修復できるから長くつくれる

アマネコ教授　重要なことを言うのを忘れていました。図 7・5 を
みてください。ORF1a/1b という長いタンパク質は細かく切断
され 16 個のタンパク質になります。スパイクタンパク質，メ
ンブレンタンパク質，エンベロープタンパク質はウイルスの粒
子構造をつくるので**構造タンパク質**（structural protein）とい
います。一方，この 16 個のタンパク質はウイルス粒子を構成
する成分ではありませんので，**非構造タンパク質**（non-struc-
tural protein）といいます。これを略して **nsp** とよんでいます。

あなた　ウイルス粒子をつくらないタンパク質の方が多いという
ことですね。縁の下の力持ちというべきでしょうか。

92

アマネコ教授　この 16 個の nsp は陰ながら共同してウイルスゲノ
　　ムをつくります。特に，nsp12 が**ポリメラーゼ**，nsp14 が**修復
　　酵素**とよばれていて重要です。ここに，nsp7，8，9，10 もくっ
　　ついて，ポリメラーゼとして機能しているのです（図 7・6）。

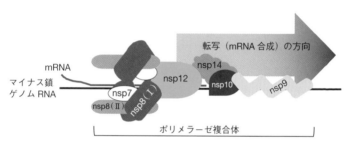

　図 7・6　**ポリメラーゼ複合体**　　新型コロナウイルスでは，ポリメラー
　ゼ複合体がマイナス鎖ゲノム RNA から mRNA を合成します。ポリメ
　ラーゼ複合体は nsp7，nsp8（Ⅰ）（Ⅱ），nsp9，nsp10，nsp12，nsp14
　が結合したものです。特に nsp14 は修復酵素として変異を修正します。

あなた　nsp14 があるから，新型コロナウイルスは激しく変異し
　　ない，ということを以前に教えていただきました。
アマネコ教授　そうです。30,000 個の塩基を短時間で合成してゲノ
　　ムをつくろうとすると，どうしても間違いが出てきます。そ
　　れを修復するのが nsp14 です。

アマネコ教授　さあ，ウイルスの細胞内への侵入からウイルスの
　　放出までを駆け足で説明してきました。何か質問はあります
　　か？
あなた　いえ，よくわかりました。おなかも空きました。
アマネコ教授　今日のお話はわかりやすくするために，やや事実

を曲げていることもありますし，多くの説のなかの一つを説明
しているにすぎない場面もありました。あとは論文を読んで自
分で勉強してみてください。

✉ アマネコ教授から中学生，高校生の読者の皆さんへ

　大学で行うウイルス研究はもっともっと深いところまで掘り下
げていきます。もし，皆さんが大学の研究室でウイルスを研究す
るときには第 5 章から第 7 章は導入部として役に立つと思いま
す。

かっこいい専門用語

　新型コロナウイルス感染症では，**クラスター**や**ロックダウン**な
どのカタカナ用語が世間に浸透しました。カタカナにするとかっ
こよくわかりやすくなります。ウイルス学や分子生物学の用語に
もかっこいいと思われる専門用語があります。いくつか例をあげ
ましょう。**プラーク フォーミング ユニット**（plaque forming
unit）はウイルスの感染力を示す単位です。略して **PFU**（ピーエ
フユー）とよんでいます。培養細胞は**カルチャーセル**（cultured
cell），DNA などを培養細胞の中に入れることを**トランスフェク
ション**（transfection）といいます。この技術にはもともとウイ
ルスが使われていたことから infection（感染）の一部が入って
います。遺伝子を欠失させることを**ノックアウト**（knockout）
といい，遺伝子を入れることを**ノックイン**（knockin）といいま
す。最近，これらの遺伝子の出し入れは**クリスパー キャスナイ
ン**（CRISPR–Cas9）という技術で簡単にできるようになりまし
た。私はかっこいいと思うのですが，皆さんはどのように感じら
れたでしょうか。

魚介類の因縁

　新型コロナウイルスは海の生物と何か関係があるとしか思えないような報道があります。もちろん，魚などには感染しないことを前提にお話しします。そもそも，新型コロナウイルス感染症が発生したのは中国・武漢市の武漢華南海鮮卸売市場といわれています。この市場は海鮮専門ではありませんが，最初にこの名前を聞いたときには魚介類が感染源か，と頭をよぎりました。2020年6月には北京の市場でサーモンを切ったまな板から新型コロナウイルスが検出されたという報道がありました。そして，7月には中国が輸入したエビの袋から検出されたという報道もありました。新型コロナウイルスと魚介類の因縁めいたものを感じていたのですが，実際にはそうではありません。よくよく報道記事を検索してみると，6月に北京の野菜などを扱う食品市場で集団感染があったという記事を見つけました。8月には深セン市がブラジルから輸入した鶏肉から新型コロナウイルスが検出されています。そのほかにもこのような事例はあると考えられます。食品を冷凍すると新型コロナウイルスは壊れにくいというのが真相のようです。魚介類の報道は新型コロナウイルスとの組合わせで人目をひきやすかったのでしょうね。

第8章

新型コロナウイルスの検査法を
しっかり頭にたたきこむ

　次波が来ても検査体制が整っていれば安心です。前著では PCR の説明をしましたが，この章ではもう一度 PCR について解説するとともに，抗体検査の原理も理解していただきます。もし難しいと感じましたら，すぐに第 9 章に進んでください。

● **PCR 検査に優しく抗体検査に厳しい社会**

　私が開設しているツイッター「新型コロナウイルスの緊急講義」では抗体調査に関する記事をご紹介すると「そこで使われた方法は本当に信用できるのですか？」というご質問をいただくことが多いです。そこでこの章では，PCR 検査は本当に信用できるのか？ 抗体検査は本当に信用できないのか？ について，真剣に検証してみたいと思います。あなたは，どちらの検査を信用していますか？

● **PCR の基礎の基礎**

　まず，PCR 検査からです。**PCR** は polymerase chain reaction の省略形です。日本語ではポリメラーゼ連鎖反応といいます。DNA の特定の部分だけを繰返し増幅する方法です。

　なぜ DNA を増やさなければならないかというと，私たちは DNA が小さすぎて（少なすぎて）肉眼でとらえることができな

いからです。ほとんどの検査は見えないものを「見える化」します。抗体検査も例外ではありません。工夫して肉眼でとらえられるようにしているのです。

　新型コロナウイルスの PCR 検査では，新型コロナウイルスのゲノムの一部を増やします。ゲノムはウイルス粒子に一つだけ入っています。**遺伝子**という用語もよく聞くと思います。ウイルス学では，**ゲノム**はウイルス全部の遺伝情報（核酸）をさし，その中でタンパク質になる部分を遺伝子とよんでいます（図5・2参照）。

　それでは図8・1〜図8・3と解説文を読んで，PCR の基本原理を理解してください。

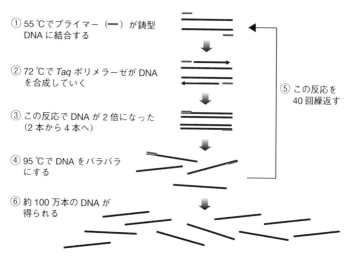

① 55 ℃でプライマー（━）が鋳型DNA に結合する

② 72 ℃で *Taq* ポリメラーゼが DNA を合成していく

③ この反応で DNA が 2 倍になった（2 本から 4 本へ）

④ 95 ℃で DNA をバラバラにする

⑤ この反応を40 回繰返す

⑥ 約 100 万本の DNA が得られる

図 8・1　PCR 法で DNA が増えていく　　① から⑥ の説明を読んでみてください。① の拡大図と詳細な説明を図 8・2 に載せました。② の説明は図 8・3をご覧ください。

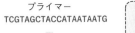

プライマー
TCGTAGCTACCATAATAATG

AとT
GとC が結合する

↓

TCGTAGCTACCATAATAATG
AGCCTAGCATCGATGGTATTATTACATCGATATCAGTTTTATCGACTACGCGCGGATCGACT

拡大すると　　　　　　　　　　　　　　　　　増やしたい DNA

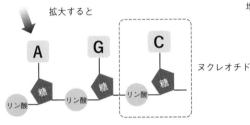

ヌクレオチド

図 8・2　プライマーが増やしたい DNA に結合するまで　　目的の DNA を増やすためにはプライマーが必要になります。**プライマー**とは 20 個のヌクレオチドが横に結合したもの（図中赤い文字で示す）です（第 5 章図 5・2 を復習してください）。塩基は A（アデニン），G（グアニン），C（シトシン），T（チミン）のどれかです。A と T，G と C のペアで結合できます。DNA は AGCT が意味のある並び方をしているものと考えてください。この DNA の左の方にプライマーを結合させたいときは，DNA とプライマーがペアになるようにデザインして合成します。今は，プライマーを専門の会社に注文すると 1000 円くらいでつくってくれます。この図ではプライマーと増やしたい DNA が，A と T，G と C のペアをつくって結合しているのがわかってもらえると思います。赤破線で囲んだ単位がヌクレオチドです。

● ***Taq* ポリメラーゼは温泉が好き**

　さて，図 8・1 と図 8・3 では ***Taq* ポリメラーゼ**という用語が出てきました。ポリメラーゼとは DNA を合成する酵素のことです。おもにタンパク質でできています。図 8・1 の ② と ④ ではそれぞれ 72 ℃ と 95 ℃ の反応を行います。中学や高校の生物で習ったように，タンパク質は 65 ℃ 以上になると壊れてしまいます。しかし，PCR ではそれよりも高い温度（72 ℃ と 95 ℃）の反応を 40 回繰返さなければなりません。通常の酵素では毎回壊

98

プライマー
TCGTAGCTACCATAATAATG
AGCCTAGCATCGATGGTATTATTACATCGATATCAGTTTTATCGACTACGCGCGGATCGACT

増やしたい DNA

Taq ポリメラーゼ

TCGTAGCTACCA
AGCCTAGCATCGATGGT〜〜CATCGATATCAGTTTTATCGACTACGCGCGGATCGACT

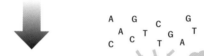

TCGTAGCTACCATAATAATGTAGCTATA
AGCCTAGCATCGATGGTATTATTACATCGATATC〜〜ATCGACTACGCGCGGATCGACT

図 8・3 *Taq* ポリメラーゼが DNA をつくっていく 図8・1の ② の拡大
図です。図8・2では増やしたい DNA にプライマーが結合するところまで
を解説しました。この結合を探して反応液中の *Taq* ポリメラーゼが寄って
きます。*Taq* ポリメラーゼが何者かについては本文を読んでください。反
応液には A，G，C，T を塩基としてもつヌクレオチドが豊富に含まれてい
ます。*Taq* ポリメラーゼは左から右に DNA 上を進み，ヌクレオチドを使い
ながら新しい DNA を合成していきます。

れてしまうことになります。PCR が世の中に出たときには毎回
新鮮な酵素を補充していたと聞いています。もしかしたら研究都
市伝説かもしれません。この問題を解決するために **Taq ポリメ
ラーゼ** が登場しました。*Taq* ポリメラーゼは *Thermus aquaticus*
という細菌が産生するポリメラーゼです。下線部をつなげて *Taq*
（タックと発音）とよんでいます。*Taq* ポリメラーゼは極限環境微
生物である好熱菌がもっています。1960 年代から，米国イエロー
ストーンや箱根（神奈川県）などの温泉から 100 ℃ 近くの環境で
も生息している細菌が発見されてきました。世の中には生物が存

在していない場所はないのではないか，とすら思ってしまうほど
です。100℃でも生きられる好熱菌は，72℃でもDNAポリメ
ラーゼを動かすことができますし，95℃でも壊れません。そこ
で，この細菌がもつ *Taq* ポリメラーゼをPCRに応用したという
わけです。

● **DNAを増やしたあとも**

　図8・1で説明したPCRは**コンベンショナルPCR**とよばれて
います。「普通のPCR」くらいの意味です。コンベンショナル
PCRは反応後にアガロースゲル電気泳動を行わなければなりま
せん（図8・4）。

　簡単にいうと，DNAにアガロースゲル（寒天）の中を泳がせ
るのです。PCRの結果，増幅されたDNAはマイナスに荷電して
います。寒天の中に電場をつくり，DNAをプラスの方向へ引
張ってやります。そうすると，大きいDNAほどゆっくり流れ，
小さいDNAほど速く流れるので，DNAを大きさで分けること
ができます。

　この方法ではDNAを「見える化」するために，臭化エチジウ
ムという色素でDNAを染色します。臭化エチジウムは催奇形性
があるので取扱いに注意が必要な薬品です。染色されたDNAは
紫外線を当てることにより「見える化」されます。コンベンショ
ナルPCRを約2時間反応させたのち，アガロースゲル電気泳動
を行うと，合計で3時間ほどかかります。かなりの時間がかかっ
てしまいます。そこで，**リアルタイムPCR**が登場しました。図
8・5をご覧ください。リアルタイムPCRはDNAの「見える化」
と確認を同時に行う優れた方法です。

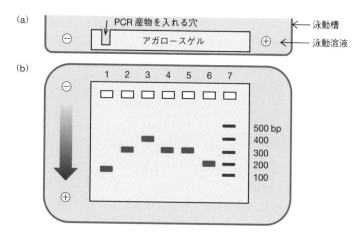

図 8・4　アガロースゲル電気泳動　横から見た図（a）をご覧ください。泳動槽にはマイナスとプラスの電場がかかるようになっています。泳動溶液は電気泳動バッファーともよばれていてイオンで満ちています。アガロースゲルには PCR で増やした DNA を入れる穴が開いています。次に上から見た図（b）をご覧ください。PCR 産物を入れる穴には番号が振ってあります。1 ～ 6 に PCR 産物を入れます。7 には DNA マーカーというサイズがわかっている DNA を入れます（市販品）。DNA はマイナスに荷電しているので，プラス方向に動いていきます。臭化エチジウムを入れると，DNA の二重鎖の中に入り込みます。これに紫外線を当てると光ることで「見える化」します。DNA マーカーは 100 bp から 500 bp まできれいに並んでいます。bp とは base pair（塩基対）の略です。100 bp はヌクレオチドが 100 個連なったものです（図 8・2）。今回の PCR では 400 bp を増幅するとします。そうすると，3 番目の穴に入れたものが正確に増幅していることがわかります。1，2，4，5，6 は間違った DNA を増やしています。

● 感度と特異度の落とし穴

　新型コロナウイルスの PCR 検査は「感度は約 70％，特異度は約 99％」といわれています。**感度**とは，新型コロナウイルスに感染している人の中で PCR が陽性になる人の割合のことです。**特異度**とは，新型コロナウイルスに感染していない人が PCR 検

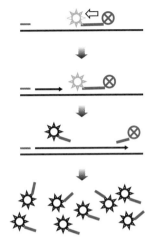

① 鋳型 DNA にプライマー（▬）とプローブ（▬▬▬）が結合する。クエンチャー（⊗）は絶えず蛍光物質（✹）を打消すので✦のように表示している

② Taq ポリメラーゼが DNA を合成していくとプローブにぶつかってしまう

③ Taq ポリメラーゼがプローブを壊すと蛍光物質がクエンチャーから離れるので蛍光物質が光る

④ DNA が増えていくと蛍光物質も増えていく。DNA 量は蛍光物質の量といえる

図 8・5　**リアルタイム PCR の原理**　　リアルタイム PCR でも目的の DNA を増やす原理は図 8・1 のコンベンショナル PCR と同じです。リアルタイム PCR では**プローブ**というものを使います。プローブはプライマーと同じように目的の DNA に結合するようにデザインされています。その両端には**蛍光物質とクエンチャー**（消光剤）がついています。プローブは増幅された DNA が正しいものであれば Taq ポリメラーゼによって壊されるので，PCR が正しく行われていることの確認になります。蛍光の量が DNA の量を反映しています。このようにリアルタイム PCR ではアガロースゲル電気泳動が必要ありません。

査で陰性となる割合を示します。「感度が約 70％，特異度が約 99％」ということは，新型コロナウイルスに感染している人の中で約 30％の人が陰性と判定され，実際には感染していない人の中で約 1％が陽性と判定されてしまうことをいっているのです。

　しかし，私は PCR 検査を感度と特異度で語るべきではないと考えています。たとえば，100 人の感染者がいて 70 人しか陽性と判定されないなら，その 100 人の陽性者はそもそもどのような

検査で判定されていたのでしょうか。その方法で検査したら感度は 100%になるはずなので，あえて 70%の方法を使う必要はないのです。

	真に感染している人数	感染していない人数
検査結果が**陽性** 検査結果が**陰性**	a c	b d
	感 度 $= a/(a+c)$	特異度 $= d/(b+d)$

● 検出限界こそが重要

PCR 検査で最も重要なのは，検出限界が何分子なのか，です。正確にいうと，何分子のウイルスゲノムなのか，です。つまり，PCR を行うチューブの中に新型コロナウイルスのゲノムが何分子以上存在していれば検出できるのか，なのです。国立感染症研究所が発表した PCR の方法（N と N2 セットとよばれています）では，**検出限界**が 7 分子と 2 分子と書かれています。それ以上の分子数は検出できるが，それ以下の分子数は検出できないことになります。

これは PCR を実施するときにチューブの中に 1000 分子の新型コロナウイルスのゲノムがある場合には確実に検出できるけれども，1 分子のゲノムしかなければ確実に検出できないことを示しています。

● PCR は完璧ではない

現在販売されているリアルタイム PCR のキットはとても優れています。しかし，気をつけなければならないことは，検出限界

ギリギリのところはほんのちょっとした操作の変化で，検出でき
たりできなかったりします。これは検査する人の癖だったり，
PCRの機械（サーマルサイクラー）の調子だったり，試薬の劣
化だったり，もしかしたら室温や湿度すら影響するかもしれませ
ん。同じ検体から検出する場合でも，昨日は10分子検出できた
のに，今日は50分子しか検出できなかった，ということはPCR
を行ったことのある人なら誰でも経験していることです。

　注意しておきたいことは，検出限界ギリギリのところはいわば
気まぐれなのですが，たとえば1000分子の遺伝子は必ず検出さ
れなければなりません。もし，1000分子が検出できないならば，
それは何らかのミスがあったからです。

　まとめますと，**PCRの検出能力をいうときには検出限界を用
いるべき**です。「感度」と「特異度」はPCRの能力を語る材料に
はなりません。また，PCRは絶対に検出できない分子数がある
ことも覚えておきたいですね。

● 唾液からPCR

　感染症の現場では医療従事者が感染の危険にさらされることが
少なくありません。新型コロナウイルスのPCR検査では鼻や咽
頭の拭い液を使います（第5章）。しかし，綿棒を鼻から入れら
れると思わずくしゃみをしてしまうことがあります。その飛沫が
医療従事者にかかると感染する可能性があります。「新しい生活
様式」では他人との近距離の会話を避けることが推奨されていま
す。これは唾液の中に含まれている新型コロナウイルスを警戒し
ているからです。もちろん，正しくマスクをしていれば問題あり
ません。厚生労働省は2020年6月2日，唾液を検体としてPCR

104

検査を行うことを可能にする通知を出しました。発熱などの症状が出始めてから9日以内を対象としています。これにより，検体を採取する側も採取される側も危険や負担が軽減されることになりました。

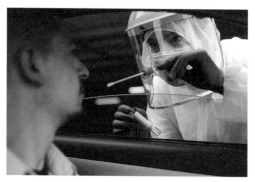

Cryptographer / Shutterstock.com

● 群雄割拠の検査法

　PCRだけではなく，さまざまな遺伝子増幅検査法が登場しています。それぞれの原理を説明しているともう1冊の本が書けてしまうので，ここでは簡単な紹介をするにとどめておきます。もともとPCRのライバルには **LAMP** という方法がありました。loop-mediated isothermal amplification の略です。日本の栄研化学が開発した方法です。LAMP法では4種類のプライマーを使い一つの温度でDNAを増幅します。コンベンショナルPCRでは2種類のプライマーを使い三つの温度で反応を行っていました。LAMP法は迅速に正確にDNAを増幅でき，あまりにも大量のDNAができるのでチューブが白く濁ります。これを目視する

か濁度計で測定します。蛍光色素を使う方法もあります。そのほか，**phi29**という酵素を使う方法や，ゲノム編集で用いられる**CRISPR-Cas9**システムを応用した方法などが開発されています。PCRを使ったDNA増幅は約30年間検査の王道を歩んできました。新型コロナウイルスの検査では次の王道となる検査法ができるのかについても注目されているところです。

● 抗体はサスマタ

次に抗体検査について解説していきます（表8・1）。そもそも抗体とは何でしょうか？ 人や動物の体はウイルスが侵入すると防御機構として抗体を産生します。

表 8・1　検 査 方 法 の 比 較

	何を調べるのか	検査の結果わかること
PCR検査	感染して増殖したウイルスのゲノム	その人が今感染していること
抗原検査	ウイルスがその遺伝情報からつくりだすタンパク質	その人が今感染していること
抗体検査	ウイルス感染を受けた人が体内でつくる抗体	その人が過去に感染していたこと

感染初期には**IgM**，その次に**IgG**が出現します（図8・6）。Igとはイムノ（免疫）グロブリンの略です。抗体はサスマタ（刺股）のようなものです。V字形のところでウイルスを捕まえます。抗体は小さいので目的のタンパク質全体をとらえることができません。一般にはわずか6〜10個のアミノ酸を認識して結合します。新型コロナウイルスのスパイクタンパク質は，ウイルス粒子

の表面に突出しているので抗体の標的になりやすいといえます。
スパイクタンパク質は 1273 個のアミノ酸でできています。単純
に 1273 を 10 で割って，127 箇所が抗体の結合部位になると考え

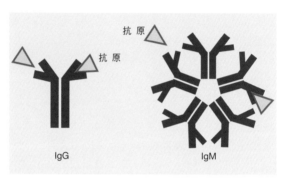

図 8・6 **抗体の姿**　　新型コロナウイルスの感染初期には IgM，その後 IgG
ができる，ということを聞いたことがあると思います。IgG には 2 箇所の
抗原結合部位があります。正確な表現ではありませんが，IgM は五つの IgG
が外側を向いているように配置されていると考えてください。

てよいのでしょうか。実際には抗体の標的になりやすいアミノ酸
の配列や構造があることから，127 種類も抗体はできないと考え
られます。とはいえ，スパイクタンパク質に対して複数の抗体が
つくられることは間違いありません。

● **結論は中和抗体**
　新型コロナウイルスのスパイクタンパク質は，細胞の受容体
（レセプター）である ACE-2（アンギオテンシン変換酵素Ⅱ）に
結合して細胞内へ侵入します。このあたりも前著第 2 章「コロナ
ウイルスのやさしいウイルス学」p.21 で理解を深めていただき

たいと思います。また，本書の第6章では皆さんが新型コロナウ
イルスになって細胞への侵入を体験してもらいました。新型コロ
ナウイルスに感染すると複数の抗体がつくられますが，これらの
抗体はその働きから，大きく2種類に分類されます。図8・7を
ご覧いただきながら読み進めてください。スパイクタンパク質が
ACE-2 に結合する部位に結合する抗体は，ウイルスの細胞への
侵入を防ぐことができます。これを**中和抗体**といいます。ウイル
スに感染した人や動物の血液中には必ずといっていいほど中和抗
体が存在しています。もう一つは，スパイクタンパク質に結合で
きるがウイルスの侵入を阻止できない抗体です。しかし，この抗

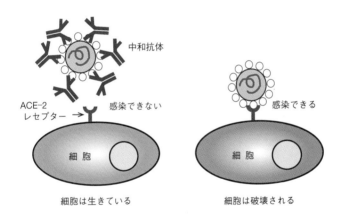

図8・7　中和試験の原理　　あらかじめ新型コロナウイルスを用意しておく
（これを**シードウイルス**：種ウイルスといいます）。シードウイルスに感染
者の血清を加えます。もし，血清の中に中和抗体が含まれていれば，中和
抗体はウイルスにびっしり結合するので細胞へ感染できません。したがっ
て，細胞は無傷で生きています。一方，血清の中に中和抗体が含まれてい
ない場合には，ウイルスは ACE-2 レセプター（Y）を介して細胞へ感染で
きるので，やがて細胞は死んでしまいます。中和試験は細胞が生きている
か死んでいるかで判定できる非常にシンプルな方法です。

体は無力ではありません。ウイルスの表面に抗体が付着していることが目印になり，マクロファージなどの貪食する細胞が寄ってきて食べられてしまいます。

　この時点で，最も信頼できる抗体検査の結論が出てしまいましたね。中和抗体ができているということはウイルスの感染が成立し，ウイルスを駆逐できたことを示しています。したがって，抗体検査では中和試験（中和抗体を測定する試験）を実施すべきなのです。

● **安上がりで優れた中和試験**

　ウイルスの検査において中和試験は非常に重要です。しかも，中和試験は準備するものも少なく安くできます。それなのに，今回の新型コロナウイルスでは ELISA やイムノクロマト法（いずれの方法も後述します）が使われている理由は何でしょうか？　新型コロナウイルスの抗体検査では中和試験を実施したとはあまり聞かないと思いますが，2020 年 6 月に厚生労働省が主になり実施した抗体調査では，中和抗体の有無で確認が行われたことを思い出してください（これも後述します，p.116）。

　結論をいうと，中和試験は生の新型コロナウイルスを使うのでP3 実験室（第 3 章）で行わなければなりません。もう一度，図8・7 をご覧ください。中和試験は，シャーレに培養細胞を用意しておきます。血清と新型コロナウイルス（第 5 章で解説した分離したウイルスを使います）を混ぜ合わせ，培養細胞に加えます。血清中に中和抗体が含まれていたら細胞への感染は阻止されるので細胞は死にません。中和抗体が含まれなかったら細胞への感染が成立し細胞が破壊されます。実にシンプルでお金がかからない

方法です。しかし，生の新型コロナウイルスを使うので誰でもど
こでもできる方法ではありません。

　安全に中和試験を行うために，**VSV**（水疱性口炎ウイルス）の
表面にスパイクタンパク質を発現させた**シュードウイルス**（偽物
の新型コロナウイルス）をつくれば，P2 レベルの実験室（病原微
生物を研究する標準的な実験室）で中和試験が可能になります（図
8・8）。

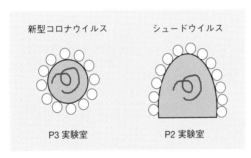

図 8・8 シュードウイルスを使った実験　　新型コロナウイルスは危険度が
高いので P3 実験室で取扱わなければなりません。P3 実験室には誰でも入
室できるわけではなく，使用方法も厳しく制限がかかります。そこで P2 実
験室で取扱えるようにレベルダウンしたのがシュードウイルスです。VSV
（水疱性口炎ウイルス）はラブドウイルス科のウイルスです。図のようにラ
グビーボールを真ん中で切断したような形をしています。リバースジェネ
ティクスというウイルスを改変する技術で VSV の表面に新型コロナウイル
スのスパイクタンパク質を発現させます。シュードウイルスは新型コロナ
ウイルスの性質で細胞に感染しますので，中和抗体などの測定に用いられ
るのです。

● **よく用いられる ELISA 法**

　中和試験が優れているとはいえ，大規模な抗体調査を行うため
には機械的にこなせる方法の方が採用されやすいといえます。実

際に抗体調査に使われている方法を知っておきましょう。

　まず，**ELISA** について解説します。図8・9をご覧ください。日本語では酵素結合免疫吸着検査法などといいますが，エライサ（エライザとも発音）といった方が通用します。まず，プレートの底面に抗原を付着させます。抗原は新型コロナウイルスを不活化したものやスパイクタンパク質だけを精製したものを使います。ここに血清を加えます。血清の中に抗体が存在していれば抗原に結合します。さらに**二次抗体**というものを加えます。これはヒトの IgG 抗体に結合する抗体のことで，ウサギなどにつくらせます。二次抗体にはあらかじめ酵素を付けておきます。さら

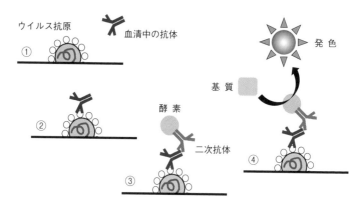

図 8・9　**ELISA の原理**　　① プレートにウイルス抗原を貼り付ける。ここでは不活化新型コロナウイルスの粒子を描いていますがスパイクタンパク質だけでも可能です。ここに血清を加えます。② 血清中に新型コロナウイルスに対する抗体があれば結合します。③ ヒトの抗体に結合する抗体（**二次抗体**といいます）を加えます。ちなみに血清中の抗体を一次抗体といいます。二次抗体には，ある酵素を付けてあります。④ 基質を加えると酵素と反応して発色（発光）します。ELISA では血清中に抗体がなければ発色しません。

に，基質をふりかけます。基質は酵素と反応し発色します。PCR
のところで，検査とは見えないものを「見える化」することだと
いいました。ELISA でも見えない抗体を酵素と基質の反応で発
色することにより「見える化」したのです。もし，血清中に抗体
が存在していなければ二次抗体は結合できないので発色しませ
ん。

　これが最もよく使われる ELISA の方法です。ELISA には用途
によってさまざまな変法が用意されていて，いろいろな名前の方
法が登場しています。しかし，この ELISA を基礎として理解し
ておけばどのような方法も理解できるはずです。図8・9ではス
パイクタンパク質が抗原になっていますが，ヌクレオキャプシド
タンパク質という新型コロナウイルスのゲノムに結合しているタ
ンパク質を抗原にしているキットもあることを付け加えておきま
す。

● いろいろな動物の抗体調査

　第4章では，中国において35種類の動物が抗体調査された論
文をご紹介しました。これまで見てきたように，ELISA 法には
二次抗体が必要です。二次抗体は血清中の抗体に結合します。ヒ
トの抗体を検出する場合には，ヒトの抗体に結合する二次抗体を
用意する必要があります。これは市販されているので誰でも手に
入ります。一方，この論文では35種類の動物を ELISA で検査し
ているので，それぞれの二次抗体を用意しなければなりません。
豚やマウスなどの二次抗体は市販されていますが，キエリテンな
どの珍しい動物の二次抗体は絶対に市販されていません。図8・
10 をご覧ください。この論文は問題点を見事に解決しています。

112

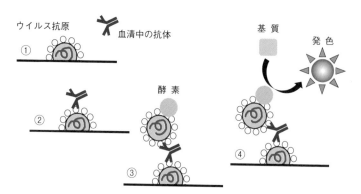

図8・10　double antigen sandwich ELISA の原理　　このELISA法にしっくりくる日本語名がないので英語のまま表記します。① プレートにウイルス抗原を貼り付けます。ここでは不活化新型コロナウイルスの粒子を描いていますがスパイクタンパク質だけでも可能です。ここに各種動物の血清を加えます。② 血清中に新型コロナウイルスに対する抗体があれば結合します。③ 酵素を付けた不活化新型コロナウイルスもしくはスパイクタンパク質を加えます。④ 基質を加えると酵素と反応して発色（発光）します。このELISAでも血清中に抗体がなければ発色しません。各種動物の二次抗体がなくてもELISAを行うことが可能になりました。

● 簡単王者イムノクロマト法

　イムノクロマト，という言葉もよく耳にします。これは，最も簡単な抗体検査法です。インフルエンザウイルスの検査で使われているので，検査された経験のある方も多いと思います。インフルエンザウイルスの場合は抗原（インフルエンザウイルスそのもの）を検出するイムノクロマト法です。新型コロナウイルスを抗原（新型コロナウイルスそのもの）として検出するイムノクロマト法も開発されていますので，図8・11に紹介しました。次に抗体を検出するためのイムノクロマト法を説明します。図8・12をご覧ください。血液（血清）を指定された穴に落とします。

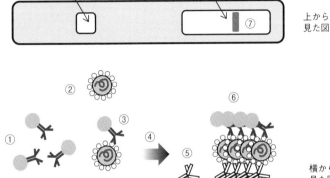

図 8・11　抗原検出イムノクロマト法の原理　ここでは抗原，すなわち新型コロナウイルス粒子を検出するイムノクロマト法を紹介します。各種キットでは若干方法が異なります。① イムノクロマトの左側には色素が付いた抗体が浮遊しています。これは新型コロナウイルスに結合する抗体です。② 検体を滴下する穴から，咽頭拭い液を入れます。③ 色素付き抗体と新型コロナウイルスが結合します。④ 毛細管現象で右に流れます。⑤ イムノクロマトの右側には新型コロナウイルスに結合する別の抗体が貼り付けてあります。図ではわかりにくいのですが，毛細管現象で流れる方向と垂直に一列に並んでいます。⑥ この抗体に色素付き抗体と新型コロナウイルスが結合します。色素が密集します。⑦ 密集した色素が陽性ラインとして発色します。この方法も見えないウイルスの「見える化」です。実際には，新型コロナウイルスが咽頭拭い液に含まれている場合も含まれていない場合もラインができるコントロールラインが用意されています。反応が正しく行われていることの確認のためです。ここでは省略しました。

穴の付近には抗原（色素が付いた不活化新型コロナウイルスかスパイクタンパク質など）があり，血液中に抗体があればこの色素付き抗原と結合します。抗原抗体結合物は毛細管現象で下流へ流れていき，二次抗体にトラップされます。トラップされた抗体は密集してラインをつくります。イムノクロマト法は 10 分から 15

114

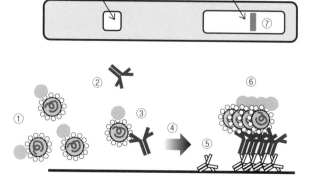

図 8·12 **抗体検出イムノクロマト法の原理**　ここでは新型コロナウイル
スに対する抗体を検出するイムノクロマト法を紹介します。各種キットで
は若干方法が異なります。① イムノクロマトの左側には色素が付いた不活
化新型コロナウイルスが浮遊しています。スパイクタンパク質に色素を付
着させたものでもかまいません。② 検体を滴下する穴から，血清を入れま
す。③ 色素付き不活化新型コロナウイルスと血清中の抗体が結合します。
④ 毛細管現象で右に流れます。⑤ イムノクロマトの右側にはヒトの抗体に
結合する別の抗体（ELISA の二次抗体と同じもの）が貼り付けてあります。
図ではわかりにくいのですが，毛細管現象で流れる方向と垂直に一列に並
んでいます。⑥ この抗体に色素付き不活化ウイルスと血清中の抗体が結合
します。色素が密集します。⑦ 密集した色素が陽性ラインとして発色しま
す。この方法も見えない抗体の「見える化」です。実際には，血清中に新
型コロナウイルスに対する抗体が含まれている場合も含まれていない場合
もラインができるコントロールラインが用意されています。反応が正しく
行われていることの確認のためです。ここでは省略しました。

分で判定できるので簡易検査の王者です。欠点は ELISA などに
比べると検出感度が低いこと，陽性か陰性かの判定はできるので
すが，数値として示せないので抗体が多いのか少ないのかわかり
ません。また，イムノクロマト法は ELISA と同様に中和抗体だ
けを検出することができません。実際のイムノクロマト検査キッ

トの例を図 8・13 に示します。

● 抗体検査の落とし穴

　ここまで抗体検査の方法について解説してきました。眠くなった人は多いと思います。抗体検査の原理を理解したうえで，どこが信頼できないかを冷静に考えてみましょう。

1. 風邪のコロナウイルスを検出してしまうのではないか？

　抗体は 6〜10 個のアミノ酸を認識しているので，新型コロナウイルス以外の風邪のコロナウイルスも認識する可能性があることを懸念しています。いわゆる**交差反応**というものです。風邪のコロナウイルスと新型コロナウイルスの病原性の性質は異なりますが，同じコロナウイルスなので交差反応が起こることもあると考えられます。

2. 抗原による違いはないのか？　　抗体検査には生の新型コロナウイルスを使うことはできないので（中和試験を除く），新型コロナウイルスが感染した培養細胞を不活化したものを抗原

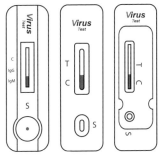

Panggabean / Shutterstock.com

図 8・13　**実際のイムノクロマト検査キット**　　S のところから検体を滴下して，C がコントロールラインです。T が赤くなれば陽性と判定されます。

として使うか，スパイク（S）タンパク質やヌクレオキャプシド（N）タンパク質などを合成して使うか，のどちらかになります。前者はすべてのウイルスタンパク質が含まれているのでSタンパク質，メンブレン（M）タンパク質，エンベロープ（E）タンパク質，Nタンパク質に対する抗体も検出できますが，不活化しているのでタンパク質は変形している部分もあるかもしれません。後者は変形していないのですが特定の抗原しか検出できません。

3. **カットオフ値をどこに設定するか？**　カットオフ値とは，陽性と陰性の線引きの値をいいます。ELISAなどの抗体検査では陰性の人でも少しだけ数値が上がることがあります。今回のように急いで抗体検査のキットを開発する場合には，検体の経験が少なくカットオフ値の設定に誤りが出てくるかもしれません。

●一つの結論

　厚生労働省は2020年6月の時点で東京の抗体保有率は0.1％であると発表しました。この抗体調査はアボット社とロシュ社の両方のキットで陽性となった血清を「抗体陽性」と判定しています。かなり厳密な方法です。しかも，これらの血清についてさらに中和試験を行いました。すると，二つのキットで陽性となった血清はすべて中和抗体をもっていたのです。興味深いことに，片方のキットだけ陽性であった血清は中和抗体をもっていませんでした。この抗体調査の方法は手間がかかりますが，正確な結果を出してくれるといえます。

● 血清をペアにする

　新型コロナウイルスでは大規模な抗体調査について議論されています。実際に，目の前の患者さんが特定のウイルスに感染しているかどうかを見極めるときには，**ペア血清**を使います。ペア血清とは感染早期（急性期）と回復期（2〜3週間後）の2点の血清をいいます。ペア血清でIgG抗体を測定すると，回復期に抗体価（抗体数）が上がってきます。もし，回復期に上がってこなかったら過去に感染があったことを示しています。また，急性期に出現してくるIgMを測定することも感染の証明になります。

● アップデートされる抗体調査

　PCR検査と抗体検査の方法や注意点などについて解説しました。両方の検査には信頼できる部分と信頼できない部分があります。もともと抗体検査には完璧になれない要素が多いということは認めざるをえません。

　抗体調査の結果は次々と発表されています。現時点では査読付き論文で報告されたもの，査読なしプレプリントで発表されているもの，報道のみで知ることのできる情報，の3種類に分かれます。次に日本の抗体調査の状況を簡単にご紹介します。2020年4月までの日本を含む各国の状況を『現代化学』7月号「新型コロナウイルス−終息に向けて」（東京化学同人，2020）に解説しましたのでご覧ください。また，国立医薬品食品衛生研究所のホームページに最新情報がアップデートされていますので訪れてみてください（https://www.nihs.go.jp/dbcb/corona_virus_antibody.html）。そして，これまで見てきた検査方法や注意点を参考にして，感染状況を考えてみてください。

● 日本は抑え込みに一度は成功した？

　日本の抗体保有率は厚生労働省が発表した東京都で 0.1％，大阪府で 0.17％，宮城県で 0.03％です（2020 年 6 月 1 日〜7 日にかけて計 7950 名を対象に実施した抗体調査）。神戸市の病院では 3.3％，ソフトバンクグループの調査では 0.43％という結果も報道されました。他の国と比べてみても比較的低い数値を示しています。もっともこれまで述べてきたように検査キットが統一されていませんので，軽々しく比較はできません。それにしても低い数値は何を意味しているのでしょうか。厚生労働省の抗体調査は緊急事態宣言が解除されたあたりから実施されました。第 1 章でもご紹介したように，東京都民を 1400 万人とすると約 14,000 人が抗体をもっていることになります。これは PCR 検査の陽性数の 2 倍強にあたります。意外に少ないと感じた方は多いと思います。私も実際の感染者数は PCR 陽性者の 10 倍くらいと予想していました。この値で注意しなければならないのは，東京では 1971 人のうち 2 人が陽性だったことです。この 2 人のなかに PCR 陽性者がいなかったのかについては明らかにされていません。素直にこの数値を受け止めてみると，この調査結果は，緊急事態宣言による自粛で感染者の増加を抑え込んだことになると解釈できます。その一方で，新型コロナウイルスに感染してもあまり抗体がつくられない人が多いか，抗体がつくられてもすぐに減少してしまう人が多いのかもしれません。

第 9 章

次の波を乗り切るために

　最終章では残されたギモンを解決しながら，新型コロナウイルス感染症を乗り切るための科学的な方法を考えていきます。

● O 型は感染リスクが低い？

　前著の第 10 章「脅威を繰返さないために」のコラム（p.122）では，武漢市（湖北省）で新型コロナウイルスに感染した人の血液型による分析を紹介しました。また，第 2 章でも新型コロナウイルスと血液型について解説しました。A 型の人は感染しやすいという査読前プレプリントの論文です。この論文では O 型の人は感染しにくいといっています。別の深セン市（広東省）の調査では AB 型がかかりやすく，O 型がかかりにくいというプレプリントの論文もあります。米国の 23andMe 社の調査では A，B，AB 型は均等にかかりやすく，O 型はかかりにくいそうです。偶然ですが，O 型の人は新型コロナウイルスに感染するリスクが低いということで一致しています。しかし，これには科学的な根拠はありませんでした。

● もしかしたら科学的根拠があるかも

　血液型が O 型の人は新型コロナウイルスに感染するリスクが低い，このことは科学的根拠がないながらもずっと頭の片隅に

残っていました。一方，感染するリスクではなく，重症化のファクターについての論文[1]は発表されています。スペインとイタリアの新型コロナウイルス感染者4000人以上のゲノムを解析したところ，A型の人は重症化しやすく，O型の人は重症化しにくいという結果です。この論文をもとに次のような仮説が思いつきました。気を楽にして読んでみてください。

　新型コロナウイルス感染症では血栓の形成が肺炎の合併症として頻発しています。肺炎により血液中の酸素濃度が減るだけでなく，血栓により血液の流れが悪くなると，体のすみずみまで酸素が運ばれなくなってしまいます。なぜ血栓がつくられてしまうのかはまだ解明されていませんが，血管の細胞にもあるレセプターACE-2を新型コロナウイルスが攻撃している可能性が考えられています。ところで，以前から血栓と血液型には関係があるといわれています。スウェーデンとデンマークの両国で111万人を対象に調査したところ，O型の人は血栓を形成しにくいという結果が報告されました[2]。血栓形成は凝固因子の活性で起こります。たとえば第Ⅷ因子という凝固因子はO型の人が他の血液型よりも活性が低いことがわかっています。つまり，O型の人は血栓をつくりにくいといえます。血液型と感染のしやすさについては説明できていませんが，血液型と重症度については納得できそうです。

● 抗生物質はウイルスに効く？

　抗生物質で新型コロナウイルス感染症を治療できる，というウワサも広がりました。1月や2月の感染初期にはウイルスと細菌の区別がつかない人も多かったと思われます。その後，新型コロ

ナウイルスに関して細かく解説された報道やインターネット記事が増えるにつれて，ウイルスと細菌は違うのだという認識は浸透したと考えられます。そして，多くの人が抗生物質は細菌に効果がありウイルスには効果のないことを理解していったと思われます。ほとんどの抗生物質は細菌の細胞壁かタンパク質合成にかかわるリボソームを攻撃すると考えてください。ウイルスには細胞壁もリボソームもないので抗生物質は効かないのです。

● 新型コロナウイルスに効く抗生物質

　ところが，新型コロナウイルス感染症に抗生物質が効くというデータも出てきてしまいました。米国のトランプ大統領も予防薬

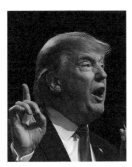

Joseph Sohm / Shutterstock.com

として服用していたことで話題になった抗マラリア薬**クロロキン**（ヒドロキシクロロキン）については前著第8章「治療薬の開発」p.98で解説いたしました。クロロキンは抗生物質の**アジスロマイシン**との併用でさらに効果があるという報告です。アジスロマイシンの日本での商品名はジスロマックです。聞いたことのある名前かもしれません。なぜ，抗生物質が新型コロナウイルス感染症に効果があったのでしょうか。おもに二つの理由が考えられています。重症患者では血液中の **CRP**（C反応性タンパク質）の上昇がみられる傾向があります。CRP は細菌感染で上昇する炎症マーカーです。つまり，新型コロナウイルス感染症では細菌の合併症を起こしている

ケースもあるので，抗生物質が効くとも考えられます。もう一つは，アジスロマイシンは細菌に対する作用のほかにも抗炎症作用をもつといわれています。**好中球**は白血球の一種です。体内に異物が侵入すると防御反応のために集まって，異物を食べてくれます。このように好中球は良いことをしてくれている反面，好中球の働きは炎症の度合いを増してしまいます。アジスロマイシンは

サイトカインストームという嵐

　次波を乗り切るためには，重症化する患者を減らして致死率を下げることも重要になります。新型コロナウイルス感染症の重症化では**サイトカインストーム**という用語がよく登場します。サイトカインとはおもに免疫系の細胞から分泌されるタンパク質の総称です。その働きは複雑でよくわかっていないことも多いのです。たとえば，TNF-α（腫瘍壊死因子アルファ）というサイトカインは抗体の産生を誘導する働きがありますが，過剰に産生されると関節リウマチなどを起こすことが知られています。サイトカインストームとはまさにサイトカインの嵐です。体内でサイトカインが滅茶苦茶に吹き荒れている状態をさします。サイトカインストームではマクロファージなどからインターロイキン IL-1，IL-6，TNF-α などのサイトカイン（これらを**炎症性サイトカイン**といいます）が異常に産生されます。炎症性サイトカインにおびき寄せられるように，体の中で循環しているマクロファージ，好中球，T 細胞などさまざまな免疫細胞が感染部位に集合してきます。肺においては肺胞を損傷することになります。一般にサイトカインストームが起こると多臓器不全をもたらすことにより死亡する確率が高まります。現在，このようなサイトカインストームに対する薬剤の開発も進んでいます。

好中球が集まってくるのを抑える作用があるといわれています。好中球はサイトカインを目印にして集まってきます。アジスロマイシンは新型コロナウイルス感染患者で起こっている**サイトカインストーム**を抑制できるのかもしれません。

● 変化球の治療薬たち

　新型コロナウイルスの治療薬には変化球が多いのが特徴です。新型コロナウイルスに対する特効薬のような直球勝負の薬はまだ開発途中の段階です。他の疾患を治療するために使われていた薬を新型コロナウイルス感染症に適用するという考え方です。クロロキンもマラリア原虫の薬として開発され使われていました。

　イベルメクチンも新型コロナウイルスに対する変化球の治療薬候補です。1979年大村 智博士が発見したフィラリア症など寄生虫の駆虫薬です。大村博士は2015年にノーベル生理学・医学賞を受賞しました。イベルメクチンは寄生虫の神経をブロックすることで作用を発揮します。標的は γ-アミノ酪酸（GABA）なので、これを神経伝達物質として使わない寄生虫には効果はありません。そもそも寄生虫に神経があるのか、と疑問に思う読者も多いと思われますが、その解説は別の機会に譲ります。

● 抗がん作用をもつ駆虫薬

　これまで寄生虫の薬がウイルス感染症の治療薬に使われる、という発想はほとんどありませんでした。そこで、イベルメクチンがなぜ新型コロナウイルスの治療薬の候補になったかを想像してみましょう。まず、イベルメクチンは副作用の少ない薬として知られているので、医療では使いやすいことがあげられます。ま

た，HIVやデングウイルスではすでに効果があるという先行研究もあります。寄生虫の薬がウイルスを駆逐するためにすでに使われていたのですが，一般には知られていなかったのです。一方，イベルメクチンは抗がん作用もある多彩な薬としても知られています。

　マラリアの治療薬であるアルテスネイトやアルテメーター，条虫や回虫に作用するフェンベンダゾールやメベンダゾールなども抗がん作用があります。作用機序をご説明すると，なぜがん細胞に効果があるのかが理解できるのですが，ここでは省略します。

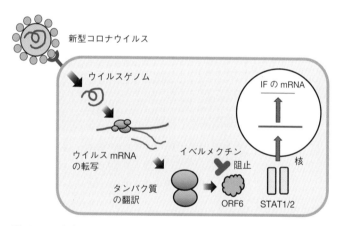

図 9・1　イベルメクチンはどう作用するか　第 2 章 図 2・3 で解説した ORF6 がインターフェロンの産生を抑制している可能性のある図をもう一度ご覧ください。図には描いていませんが，STAT1/2 はインポーチンという乗り物に乗ると核へ移行できます。核内に侵入した STAT1/2 はインターフェロンの mRNA 合成を促進します。イベルメクチンは ORF6 を阻止して STAT1/2 の核内への移行を助けます。実際にはもっと複雑なメカニズムがあると考えられます。

● 標的はインポーチン

　イベルメクチンの，新型コロナウイルスへの作用メカニズムを
考えてみましょう。これはまだ仮説の段階であることを前提に読
んでください[3]。ウイルスは細胞に感染したのち，細胞質で増え
るものと核で増えるものに分けられます。新型コロナウイルスは
細胞質で増えます。核の中ではウイルスに対抗するためにイン
ターフェロンの mRNA が盛んに合成されます（図9・1）。これ
は細胞がウイルスの感染を感知すると **STAT1/2** というタンパク
質が核へ移行することによります。第2章で ORF6 は STAT1/2
が核へ移行することを阻止することをお話ししました。実際には
STAT1 は**インポーチン**という乗り物に乗って核へ運ばれます。
ORF6 は STAT1 がインポーチンに乗らないようにすると考えら
れています。そこで，イベルメクチンは ORF6 を阻止することに
より，STAT1/2 がインポーチンに乗れるようにすると考えられ
ます。つまり，イベルメクチンを投与すると，新型コロナウイル
スにより抑えられていたインターフェロンの合成を再開できると
いうわけです。

● 広くウイルスに作用する薬を準備する

　今後，イベルメクチンのように別の目的で用いられてきた薬を
ウイルス薬として転用できるかどうかの可能性を探る研究が加速
すると思われます。新型コロナウイルスが SARS コロナウイルス
の仲間であるように，今後もこれまでに知られているウイルスの
仲間が新興ウイルス感染症として出現してくる可能性がありま
す。そうすると，コロナウイルス科に効果のある薬，アデノウイ
ルス科の複製を阻害できる薬，レトロウイルス科の病原性を弱め

ることのできる薬，などのように広くウイルス科のレベルで効果
のある薬を準備しておくことが重要な課題になります。

● クロロキン論文の幕引き

新型コロナウイルスに関する論文は山のように発表されてい
て，すべてを網羅して読むことは不可能です。これだけ研究者や
医師の関心が高いウイルス感染症も珍しいといえます。しかし，
ものごとのスピードを速めるとどこかでホコロビが出てきてしま
うものです。ここまでご紹介してきたクロロキンとイベルメクチ
ンの研究成果には黒い影が落とされてしまいました。

クロロキンは新型コロナウイルスの治療に有効であるという論
文のあとで，逆に死亡率の減少は見られず不整脈のリスクが増加
したという論文[4]が発表されました。これは6大陸の671の病院
で治療を受けた患者96,000人分の電子カルテデータを分析した
結果です。この論文を受けて，WHOは臨床試験の一時中断を勧
告しました。そして，クロロキンは効果がないというムードが広
まるなかで，論文中のオーストラリアの死亡数は公式死亡数とは
異なるなど，いくつかの疑問点が噴出してきました。

この論文はサージスフィア社が集めたデータをもとに書かれま
した。研究者らはこの会社に対して信頼性を調べるための監査を
要求しましたが，会社側が拒否しました。そして，この論文の著
者たちが論文を取下げて，幕引きとなりました。イベルメクチン
の場合には，査読無しのプレプリント論文だったのですが，同じ
会社のデータを使っていたので取下げになりました。

● 次々と襲ってくるウイルスたち

第1章で，コロナサイクルは早まってきているので次のコロナ

ウイルスはすでに出現しているかもしれない，と書きました。また，次のコロナウイルスが出現していなくても別の新興ウイルスは出現しているかもしれません。新型コロナウイルス感染症が世界的に拡大しているときにも，危険なウイルスは出現しています。2020年1月から米国でインフルエンザが猛威をふるい，2200万人以上が感染し，1万人以上が死亡したと伝えられています。3月に中国の雲南省でハンタウイルスが確認された男性が死亡したことが報じられました。おそらくネズミから感染したので

コロナウイルスの最古参

　コロナウイルスの記事では当然のことながらヒトコロナウイルスが中心に語られます。新型コロナウイルス感染症が世界的に蔓延するにつれて，ヒトコロナウイルスはいつ発見されたのかが話題になりました。1965年にアルメイダ氏が電子顕微鏡で発見したヒトコロナウイルス B814 が最初の報告といわれています。しかし，現在この論文は見当たりません。実際にアルメイダ氏は1964年に発見していたといわれています。1964年は東京オリンピックのあった年です。私が誕生した年でもあり，コロナウイルス研究に引張られたという因縁も感じられます。それはさておき，世間では1964年（もしくは1965年）がコロナウイルスが発見された年として認知されるようになりました。しかし，動物のコロナウイルスはもっと以前から知られていました。**マウス肝炎ウイルス**は1955年，**豚伝染性胃腸炎ウイルス**は1946年に論文で報告されています。しかし，もっと古くから知られていたコロナウイルスがあります。それは**鶏伝染性気管支炎ウイルス**で1932年に論文が発表されています。昭和7年のことです。獣医学では今でもこの三つの動物コロナウイルスは重要です。

しょう。このハンタウイルス感染症は 1 人の犠牲者を出して終わりました。7 月には中国の内モンゴル自治区で牧畜を営む男性が腺ペストに感染していることが報じられました。マーモットという，げっ(齧)歯類が感染源と考えられています。幸いにも命に別状はないようです。お隣のモンゴルでも感染者が出たという報道もありました。さらに，中国の養豚場で 2006 年に出現した新型インフルエンザウイルスが人に感染しており，新たな脅威となることが懸念されています。養豚場で働く人の約 10％が抗体陽性になっていますが，今のところ人から人への感染は確認されていません。フェレットを使った感染実験では，2009 年の新型インフルエンザウイルスよりも肺へのダメージは大きいという結果が出ています。このように，ウイルス感染症は人類が予想するよりも早く出現してきます。

● 混合感染に気をつけろ

　一般に，一つのウイルスが感染するとインターフェロンなどの免疫作用により二つ目のウイルスは感染しないと考えられています（干渉作用）。新型コロナウイルス感染症においても，インフルエンザウイルスなど風邪のウイルスは同時に感染しないのではないか，と考えられていました。しかし，武漢市の病院に入院した新型コロナウイルス感染症の重症患者の約 50％がインフルエンザウイルスにも感染していたことがわかりました[5]。これらのウイルスが同時に感染するとサイトカインストームが早まり，頻回になるという傾向があるようです。これは武漢市だけなのか，他の地域でも同様だったのかは今後の調査結果を待たなければなりません。新型コロナウイルスは夏にも感染を拡大しています

が，夏のインフルエンザウイルスは少ないので一応安心はできます。しかし，2019 年の新型インフルエンザウイルスのように夏に流行したウイルスもあるので要注意です。これから流行が心配される中国の豚由来新型インフルエンザウイルスの動向にも注意しなければなりません。また，特に冬季には新型コロナウイルスの感染者に対してはインフルエンザウイルスの検査も必須になります。新型コロナウイルス感染症とインフルエンザは症状が似ているからです。さらに，厚生労働省はインフルエンザワクチンについて高齢者などの優先順位の高い人に対して早めに接種するよう呼びかけています。

● この章のまとめ

　新興ウイルス感染症を乗り切るためには，迅速検査，封じ込め，治療薬の開発，ワクチンによる集団免疫が重要なファクター

後遺症で抜け毛？

　新型コロナウイルス感染症では後遺症が出るといわれています。後遺症には頭痛，微熱，呼吸困難，胸の痛み，全身の倦怠感などがあげられていますが，何％の人に後遺症が出るのかについてはわかっていません。そこで，2020 年 8 月に厚生労働省は調査を始めました。最近では，ハリウッド女優が回復後にブラッシングで髪の毛が抜ける様子をインスタグラムに投稿して話題になりました。現段階では後遺症なのかも議論が分かれるところかもしれません。医学的にも新型コロナウイルスの感染と毛が抜ける現象の因果関係がわかっていません。新型コロナウイルスに感染したというストレスが原因ともいわれています。

になります。今回のクロロキンの騒動は今後適切な対策をとるための良い反省材料になります。こういう事態にあっても間違いは誰にでもあるはずです。地に足の着いた研究の重要性を改めて認識させられた出来事でした。新型コロナウイルス感染症ではインフルエンザウイルスなどの検査も必要になることでしょう。このようなことをふまえて新型コロナウイルス感染症が終息したのちにも，次の新興ウイルス感染症に対する準備を怠らないようにしなければなりません。

　私たちは新型コロナウイルスの感染を防止するために，夏でもマスクをするという貴重な経験をしました。日本では毎年人口の約10%がインフルエンザウイルスに感染し，その0.1%（1000人以上）が死亡するといわれています。この死亡者数は決して少なくありません。マスクを着けるなどという習慣でインフルエンザウイルスの感染も防御できます。新型コロナウイルス感染症が終息しても，毎年やってくるインフルエンザウイルスに対してもマスクやうがい・手洗い，消毒の習慣を継続して，感染の拡大を防止したいものです。

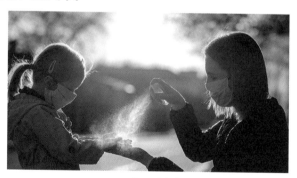

Sergii Sobolevskyi / Shutterstock.com

引 用 文 献

第 2 章

1. E.O. Nsoesie *et al.*, Analysis of hospital traffic and search engine data in Wuhan China indicates early diseases activity in the fall of 2019 (https://dash.harvard.edu/bitstream/handle/1/42669767/Satellite_Images_ Baidu_COVID19_manuscript_DASH.pdf?sequence=3&isAllowed=y)

2. A. Deslandes *et al.*, *Int. J. Antimicrob. Agents*, **55**(6), 106006(2020). https://doi.org/10.1016/j.ijantimicag.2020.106006(https://www.sciencedirect. com/science/article/pii/S0924857920301643?via%3Dihub)

3. X. Lei *et al.*, *Nature Communications*, **11**, 3810(2020). https://doi.org/10.1038/s41467-020-17665-9 (https://www.nature.com/articles/s41467-020-17665-9)

4. M. Frieman *et al.*, *J. Virol.*, **81**(18), 9812-9824(2007). DOI: 10.1128/JVI.01012-07 (https://jvi.asm.org/content/81/18/9812)

第 3 章

1. X. He *et al.*, *Nat. Med.*, 26, 672-675 (2020). https://doi.org/10.1038/s41591-020-0869-5 (https://www.nature.com/articles/s41591-020-0869-5)

2. S. Inui *et al.*, *Radiology: Cardiothoracic Imaging*, **2**(2), March, 17, 2020. https://doi.org/10.1148/ryct.2020200110 (https://pubs.rsna.org/doi/10.1148/ryct.2020200110)

3. A. J. Ing *et al.*, *Thorax*, **75**, 693-694(2020). doi.org/10.1136/tho- raxjnl-2020-215091, May, 18, 2020.(https://thorax.bmj.com/content/ thoraxjnl/75/8/693.full.pdf)

4. Y. Wang *et al.*, *Clin. Infect. Dis.*, 2020 May 22; ciaa629. DOI: 10.1093/cid/ciaa629. (https://pubmed.ncbi.nlm.nih.gov/32442265/)

5. S. Riphagen *et al.*, *Lancet*, **395**(10237), 1607-1608(2020). DOI:https://doi.org/10.1016/S0140-6736(20)31094-1. Epub 2020 May 7. (https://www.thelancet.com/journals/lancet/article/PIIS0140-736(20)31094- 1/fulltext)

6. M. Imai *et al.*, *PNAS*, **117**(28), 16587-16595(2020). https://doi.org/10.1073/pnas.2009799117 (https://www.pnas.org/content/117/28/16587.long)

第 4 章

1. T.H.C. Sit *et al.*, *Nature* https://doi. org/10.1038/s41586-020-2334-5(2020). (https://www.nature.com/articles/s41586-020-2334-5_reference.pdf)

2. Q. Zhang *et al.*, bioRxiv preprint

132

DOI: https://doi.org/10.1101/2020.04.01.021196.
(https://www.biorxiv.org/content/10.1101/2020.04.01.021196v1.full.pdf)
3. I. Ruiz-Arrondo *et al.*, medRxiv preprint DOI: https://doi.org/10.1101/2020.05.14.20101444.
(https://www.medrxiv.org/content/10.1101/2020.05.14.20101444v1.full.pdf)
4. J. Deng *et al.*, *Transbound. Emerg. Dis.*, **67**(4), 1745-1749(2020).
https://doi.org/10.1111/tbed.13577.
(https://onlinelibrary.wiley.com/doi/full/10.1111/tbed.13577)
5. J. Shi *et al.*, *Science*, **368**(6494), 1016-1020(2020).
DOI: 10.1126/science.abb7015
(https://science.sciencemag.org/content/368/6494/1016)
6. P. J. Halfmann *et al.*, *N. Engl. J. Med.*, **383**, 592-594(2020).
DOI: 10.1056/NEJMc2013400
(https://www.nejm.org/doi/full/10.1056/nejmc2013400)

第5章
1. https://www.ncbi.nlm.nih.gov/nuccore/MT544616.1
2. T. Mizutani *et al.*, *Emerg. Infect. Dis.*, **13**(2), 322-324(2007).
DOI: 10.3201/eid1302.061032
(https://www.ncbi.nlm.nih.gov/pmc/articles/PMC2725858/)

第6章
1. 竹田 誠, ウイルス, **69**(1), 61-72(2019).
(http://jsv.umin.jp/journal/v69-1pdf/virus69-1_061-072.pdf)
2. B. Korber *et al.*, *Cell*, **182**(4),812-827.e19(2020).
DOI: 10.1016/j.cell.2020.06.043. Epub 2020 Jul 3.
(https://pubmed.ncbi.nlm.nih.gov/32697968/)

第9章
1. The Severe Covid-19 GWAS Group, *N. Engl. J. Med.*, DOI: 10.1056/NEJMoa2020283
(https://www.nejm.org/doi/full/10.1056/NEJMoa2020283)
2. S.K. Vasan *et al.*, *Circulation*, **133**, 1449-1457(2016).
(https://doi.org/10.1161/CIRCULATIONAHA.115.017563)
3. M. Frieman *et al.*, *J. Virol.*, **81**(18), 9812-9824(2007).
DOI: 10.1128/JVI.01012-07 (https://jvi.asm.org/content/81/18/9812)
4. M. R. Mehra *et al.*, *Lancet*, 2020 May 22;S0140-6736(20)31180-6.
DOI: 10.1016/S0140-6736(20)31180-6.
(https://pubmed.ncbi.nlm.nih.gov/32450107/)
5. S. Ma *et al.*, *Int. J. Infect. Dis.*, **96**, 683-687(2020).
DOI: 10.1016/j.ijid.2020.05.068. Epub 2020 May 26.
(https://pubmed.ncbi.nlm.nih.gov/32470606/)

あとがき

　本書を最後まで読んでいただきありがとうございます。もしか
したら難しく感じる章もあったかもしれません。途中で挫折して
しまった章は、どうぞもう一度ゆっくりと読んでみてください。

　新型コロナウイルスの出現は私たちの生活をガラリと変えてし
まいました。学校の授業や仕事はリモートで行うことが多くな
り、海外旅行も自由に行けなくなりました。どの国も、感染者数
を減らすために自粛するのか、それとも経済をまわすために生活
や仕事に規制をかけないのかの選択を迫られています。しかし、
ふと我に返ると、梅雨がきて傘の必要な毎日を過ごし、セミが鳴
く暑い夏もやってきました。桜もハナミズキもアジサイもヒマワ
リもいつもどおりに咲いてくれました。新型コロナウイルスの出
現は人間の生活だけを変えてしまっていたのです。感染症に振り
回されるのは今回限りにして、次に襲ってくる感染症に対しては
完璧な対策を講じて、私たちの生活を守りたいものです。

　筆者が勤める東京農工大学は「未来疫学」を提唱し、登録商標
を取得しています。「未来疫学」とは、未来に出現する感染症を
予測して、感染症対策を行うという学問です。過去の感染症から
多くのことを学び、次の感染症の出現に備えることを現実に考え
るときがきているのです。

　本書で登場した「アマネコ教授」は東京化学同人の月刊誌『現
代化学』に毎月登場し、新型コロナウイルスについての解説をし
ています。ぜひ、こちらもあわせてお読みください。

　また、本書を快く査読してくださった宮沢孝幸先生（京都大学

134

ウイルス・再生医科学研究所），岡林環樹先生（宮崎大学農学部），川原隆幸博士（東京農工大学），佐藤葉子コーディネーター（東京農工大学農学部附属国際家畜感染症防疫研究教育センター企画調整室），大谷明子秘書（東京農工大学）に感謝申し上げます。高校からの友人の写真家ディック・スギ氏には猫の写真を提供してもらいました。卒業生の伊東静一氏（竹と木の工房 代表）が私のアマビエのイラストから木彫像を制作してくれました（カバー折返し部分および本文 p.78 に掲載）。謹んで御礼申し上げます。

　今回も東京農工大学農学部附属国際家畜感染症防疫研究教育センターのスタッフや学生の皆さん，私の家族には迷惑をかけながらも協力してもらいました。感謝にたえません。

　本書を執筆するにあたり東京化学同人の内藤みどり氏をはじめ，湊 夏来氏，江口悠里氏には叱咤激励とご指導をいただきました。また，前著にひき続きすばらしいカバーをデザインしてくださった同社の丸山 潤氏に深謝いたします。

　最後になりましたが，新型コロナウイルス感染症でお亡くなりになった方々のご冥福をお祈り申し上げます。

　2020 年 9 月

　　　　　　　　　　　　　　　　　水　谷　哲　也

水谷 哲也

1964 年岐阜県生まれ. 1990 年北海道大学獣医学部 卒. 1994 年北海道大学獣医学部大学院博士課程 修了. 博士(獣医学). 国立がんセンター研究所ウイルス部 研究員, 北海道大学大学院獣医学研究科 助手, 国立感染症研究所主任研究官などを経て, 2011 年東京農工大学農学部附属国際家畜感染症防疫研究教育センター 教授, 2013 年よりセンター長. 専門はウイルス学. ウイルスを撲滅するために日夜研究に没頭中. 夢はすべてのウイルスを撲滅させるような薬を開発すること. 著書に『新型コロナウイルス―脅威を制する正しい知識』(東京化学同人, 2020), 共著書に『川崎病のすべて』(中山書店, 2009), 『ウイルス感染症の検査・診断スタンダード』(羊土社, 2011), 『新編 ウイルスの今日的意味』(医薬ジャーナル社, 2012) ほか. 趣味は折り紙, ペーパークイリング, イラストなど. ボタニカルクイリング・ジャパンのインストラクターとしても活動している.

新型コロナ超入門
次波を乗り切る正しい知識

水 谷 哲 也 著

© 2 0 2 0

2020 年 10 月 1 日 第 1 刷 発行

落丁・乱丁の本はお取替いたします. 無断転載および複製物(コピー, 電子データなど) の無断配布, 配信を禁じます.

ISBN978-4-8079-2000-6

発 行 者
住 田 六 連

発 行 所
株式会社 東京化学同人
東京都文京区千石 3-36-7(〒112-0011)
電話 (03)3946-5311
FAX (03)3946-5317
URL http://www.tkd-pbl.com/

印刷・製本 日本ハイコム株式会社
Printed in Japan

新型コロナウイルス
脅威を制する正しい知識

水谷哲也 著

B6判　144ページ　本体1200円＋税

新型コロナウイルスについて正しい知識を学び，次の新型ウイルスを発生させない，感染拡大させないための策につなげる．PCRの仕組み，致死率と死亡率の違い，治療薬の効果など知っておきたい基礎的知識を収載．

ウイルス・ルネッサンス
ウイルスの知られざる新世界

山内一也 著

科学のとびら62／B6判　160ページ　本体1400円＋税

エイズの進行を抑える，細菌の侵入を防ぐ，妊娠の維持に役立つなど，善玉ウイルスの意外な側面を描いた読み物．ワクチン，がん治療，遺伝子治療など医療へのウイルスの応用も紹介．人類と共存してきたウイルスを知る入門書に好適．

免疫 からだを護る 不思議なしくみ 第6版

矢田純一 著

A5判　2色刷　192ページ　本体1800円＋税

免疫学を初めて学ぶ学生を対象に，免疫のしくみをわかりやすく解説した教科書の最新版．なるべく専門用語を控え，普通の言葉で表現し，免疫学の本質を習得できるように配慮されている．理解を助けるイラストが豊富．

2020年10月現在